SITZUNGSBERICHTE DER SÄCHSISCHEN AKADEMIE DER WISSENSCHAFTEN ZU LEIPZIG

Mathematisch-naturwissenschaftliche Klasse
Band 120 · Heft 1

HERMANN BERG,

HARTMUT FRITZSCHE, WOLFGANG IHN, PETER MÜHLIG, WALTER POHLE, KARL-ERNST REINERT, HOLGER SCHÜTZ, EBERHARD STUTTER, DIETER TRESSELT, HANS TRIEBEL, AXEL WALTER, KLAUSDIETER WELLER

KANZEROSTATISCHE ANTHRAZYKLINE, PHYSIKOCHEMISCHE EIGENSCHAFTEN UND WIRKUNGSMECHANISMEN

AKADEMIE-VERLAG BERLIN

1988

SITZUNGSBERICHTE DER SÄCHSISCHEN AKADEMIE DER WISSENSCHAFTEN ZU LEIPZIG

Mathematisch-naturwissenschaftliche Klasse
Band 120 · Heft 1

HERMANN BERG,

HARTMUT FRITZSCHE, WOLFGANG IHN, PETER MÜHLIG, WALTER POHLE, KARL-ERNST REINERT, HOLGER SCHÜTZ, EBERHARD STUTTER, DIETER TRESSELT, HANS TRIEBEL, AXEL WALTER, KLAUSDIETER WELLER

KANZEROSTATISCHE ANTHRAZYKLINE, PHYSIKOCHEMISCHE EIGENSCHAFTEN UND WIRKUNGSMECHANISMEN

mit 42 Abbildungen und 20 Tabellen

AKADEMIE-VERLAG BERLIN

1988

Vorgetragen in der Sitzung am 10. Februar 1984
Manuskript in erweiterter Form eingereicht am 7. März 1986
Druckfertig erklärt am 4. Dezember 1987

Herrn Professor Manfred von Ardenne
zum 80. Geburtstag
in Verehrung seiner Leistungen
für die Krebstherapie
gewidmet.

ISBN 3-05-500470-1
ISSN 0371-327X

Erschienen im Akademie-Verlag Berlin, DDR-1086 Berlin, Leipziger Straße 3–4

Lizenznummer: 202 · 100/388/87
Printed in the German Democratic Republic
Gesamtherstellung: VEB Druckhaus „Maxim Gorki“, 7400 Altenburg
LSV 2065
Bestellnummer: 763 810 8 (2027/120/1)

01600

INHALT

EINLEITUNG

Seit der Entdeckung der antileukämischen Wirkung von Daunomycin Daunorubicin) 1963 aus *Streptomyces peucetius* [1] sind Hunderte von Anthrazyklinen isoliert oder teilsynthetisiert worden, darunter effektivere, wie Adriamycin (Doxorubicin), 4'-o-Tetrahydropyranyl-Adriamycin, 3'-(3-Cyano-4-morpholinyl)-3'-deamino-Adriamycin, 5-Imino-Daunomycin, 4-Demethoxy-Daunomycin, 4'-Epidaunomycin (Pharmorubizin), sowie das herausragende Aklazinomycin u. a. [2, 3, 4]. Parallel damit entwickelte sich die Mechanismusanalyse in vitro und in vivo auf breiter Basis. Erste Beziehungen zur chemischen Struktur wurden aufgefunden. Allerdings muß man dabei auseinanderhalten einerseits die zahlreichen Aktivitäten freier Anthrazykline in der Zelle, andererseits die an polymeren Mikrokügelchen kovalent fixierten Anthrazykline an der Zelle oder die in Liposomen eingeschlossenen Derivate. Typische Beispiele für bisher studierte Mechanismen zeigt Tabelle 1. Dabei differieren die jeweils erforderlichen Konzentrationen für den halben Hemmeffekt (IC_{50} in μM) stark und betragen für Aklazinomycin-A unter den Bedingungen:

— in vitro DNA-Polymerase I System: 20 [13]
— in vivo DNA-Synthese in L 1210 Zellen: 0,37 [14]
— in vivo Wachstum von L 1210 Zellen: 0,012 [14].

Daraus muß auf einen Synergismus mehrerer Mechanismen (s. Tabelle 1) für die Hemmung der DNA-Synthese und des Wachstums geschlossen werden. Vorzugsweise wird der Hemmeffekt auf das Wachstum sowie auf DNA-, RNA- und Proteinsynthese, z. B. in L 1210 Leukämiezellen [14] als ausschlaggebender Test zur Vorauswahl geeigneter Derivate für den Tierversuch bestimmt. Ein genereller Teilschritt dabei ist die Bildung von Nukleinsäurekomplexen, wobei der Anthrazyklinchromophor mit seinem Anthrachinonanteil vorzugsweise zwischen G-C Basenpaare interkaliert ist, unterstützt durch elektrostatische Kräfte und Wasserstoffbrückenbindungen anderer Molekülteile.

Aus diesen Gründen wurden in der Abteilung Biophysikochemie des ZIMET physikochemische Daten ausgewählter Anthrazykline und ihrer Komplexie-

Tabelle 1

Mechanismen von Anthrazyklinwirkungen (vgl. auch die Ergebnisse des X. Jena-Symposiums (1984) in studia biophysica **104** (1984))

A) **Freie Anthrazykline**		
DNA, RNA (Nukleoproteine)	Komplexbildung: (Interaktion)	Hemmung von Synthesen [2, 3, 13] Aufspaltung von Chromatin [4]
	kovalente Bindung: (Chromophorradikale)	Hemmung von Synthesen [4, 6]
	Peroxidation ($\dot{O}H$):	Strangbrüche [7, 8]
Proteine (Enzyme, Tubulin etc.)	Komplexbildung:	Antagonismus, Inhibierung [4, 9]
	kovalente Bindung:	Inhibierung der Funktionen [2, 4]
Membranen	Komplexbildung:	Inhibierung von Enzymen [5, 10] Inhibierung von Ionentransport (Ca^{2+}) [10, 2]
	Peroxidation: (H_2O_2)	Kardiotoxizität [4] mitochondriale Toxizität [15]
B) **Fixierte Anthrazykline**		
kovalent gebunden an Polymerkügelchen	höchste Oberflächenkonzentration von Anthrazyklinen erzielt durch irreversible Anheftung:	starke morphologische Membranveränderungen (Auswüchse, Zerstörung) [11]
Liposomeneinschluß	veränderte Gewebeverteilung und Membranpermeation	verminderte Kardiotoxizität und Immunsuppression [12]

rung mit DNA (Polynukleotiden) und Nukleoproteinen (Polysomen) studiert; u. a. die Interaktionsthermodynamik, Interaktionskinetik, Konformationsumwandlungen etc. Hinzu kamen Strukturanalysen (Kapitel 1), Penetrationsuntersuchungen und polarographische Redoxmessungen, die Modellcharakter für Stoffwechselumwandlungen haben.

Der Hauptteil vorliegender Untersuchung befaßt sich mit der Komplexbildung der wichtigsten Anthrazykline an Nukleinsäuren und Nukleoproteinen. Wenn diese Resultate bei strukturverwandten Derivaten mit ähnlicher Pharmakokinetik verglichen werden, sind Voraussetzungen für obengenannte Hemmeffekte gegeben. Obwohl dadurch eine Vorauswahl für den Tierversuch getroffen werden könnte, muß heute ein therapeutisches Spitzenpräparat, wie es das Aklazinomycin-A (Aklarubicin) ist, darüber hinaus noch folgende Eigenschaften aufweisen:

- breites Antitumorspektrum bei hoher Regressionsrate,
- keine mutagene und teratogene Wirkung,
- möglichst geringe Kardiotoxizität,
- keine Immunsuppression (eher eine Stärkung der Abwehr)
- Wirkung auch bei aufgetretener Resistenz gegenüber anderen Anthrazyklinen der 1. Generation,
- Möglichkeit der peroralen Applikation,
- schnelle Konzentrationsabnahme im Blutplasma.

Hierzu sind eine Fülle andersartiger Tests notwendig, die in diesem Rahmen vornehmlich eigener Interaktions- und Reaktionsuntersuchungen nur am Rande mit Hinweis auf ausführlichere Darstellungen [4, 16—20] erwähnt werden können.

Vorliegende Übersicht in fünf Kapiteln basiert überwiegend auf den Resultaten der Abteilung Biophysikochemie des ZIMET — insbesondere der vergangenen 5 Jahre — ohne jedoch vollständig sein zu wollen!

Literatur

[1] di Marco, A., Gaetani, M., Dorigotti, L., Soldati, M., und Bellini, O.: Tumori, **49** (1963), 203
[2] Anthracycline Antibiotics in Cancer Therapy, (Eds.) Muggia, F., Young, Ch., and Carter, St.: Martinus Nikloss Publ. 1982
[3] Oki, T.: studia biophysica, **104** (1984) 169
[4] Aubel-Sadron, G., und Londos-Gagliardi, D.: Biochimie, **66** (1984), 333
[5] Fink S., Leo, A., Yamakawa, M., Hausch, C., und Quinn, F.: IL Farmaco, **35** (1980), 965
[6] Johnston, J., und Glazer, R.: Cancer Res., **43** (1983), 1044
[7] Bachur, N., Gordon, S., und Gee, M.: Cancer Res., **38** (1978), 1745
[8] Youngman, R., und Elstner, E.: Arch. Biochem. Biophys., **231** (1984), 429
[9] Fischer, J., Ramakrishnan, K., und Mc Lane, K.: Biochem., **24** (1982), 6172
[10] Goormaghtigh, E., Brasseur, R., und Ruysschaert, J.: Biochim. Biophys. Res. Commun., **104** (1982), 314
[11] Rogers, K., Carr, B., und Tökes, Z.: Cancer Res., **43** (1983), 2741
[12] Forssen, E., und Tökes, Z.: Cancer Res., **43** (1983), 546
[13] Komiyana, T., Oki, T., und Tnui, T.: Biochim. Biophys. Act., **740** (1983), 80

[14] MATSUZAWA, Y., OKI, T., TAKEUCHI, T., und UMEZAWA, H.: J. Antibiotics (Japan), **34** (1981), 1596

[15] DOROSHOW, J.: Cancer Res. **43** (1983), 4543

[16] ARCAMONE, F.: in „Anthracyclines, Current Status and Future Developments", Eds.: MAFFE, G., MARAL, R., und DE JAGER, R., Masson Inc. N.Y. (1983)

[17] UMEZAWA, H., YAMADA, K., und OKI, T.: ibid p. 183

[18] MENOZZI, M., VALENTINI, L., VANNINI, E., und ARCAMONE, F.: J. Pharm. Sci. **73** (1984), 766

[19] WHITE, R., STROSHANE, R.: in „Biotechnology of Industrial Antibiotics", (Ed.) VANDAMME, E., Marcel Dekker Inc. N.Y. (1984)

[20] BERG, H., und JACOB, H.-E., Eds.: Molecularbiological Mechanisms of Antitumor Antibiotics Actions, Vol. **104** of studia biophysica, Akademie-Verlag Berlin (1984)

1. ZUR ISOLIERUNG UND STRUKTURAUFKLÄRUNG

In den letzten 10 Jahren wurden im Rahmen der Wirkstoff-Suchforschung im ZIMET und von Untersuchungen und Arbeiten zur Biogenese und Biokonversion der Anthrazykline aus Fermentationsansätzen verschiedener *Streptomyces*-Arten eine Anzahl von Anthrazyklin-Antibiotika, Anthrazyklinonen sowie Zwischenprodukten der Anthrazyklinbiosynthese isoliert. In diesem Kapitel wird über die Isolierung und Strukturaufklärung der chemisch einheitlichen, in reiner Form vorliegenden Anthrazyklin-Antibiotika und der aus diesen Naturstoffen gewonnenen Partialsyntheseprodukte berichtet.

Anthrazykline:	Iremycin
	β-Rhodomycin I
	β-Rhodomycin II
	Carminomycin
Anthrazyklinone:	Aklavinon II
	Aklavinon I
	β-Rhodomycinon
	γ-Rhodomycinon
	ε-Rhodomycinon
	ε-Isorhodomycinon
	7-Hydroxybisanhydro-γ-rhodomycinon
	7-Hydroxybisanhydro-ε-rhodomycinon
Zwischenprodukte der Anthrazyklinbiosynthese:	Aklanonsäure
	Aklanon

1.1. Iremycin

Durch interspezifische Hybridisierung von genetisch markierten und im Sekundärstoffwechsel geblockten Mutanten des Violamycin-Bildners, *Streptomyces violaceus*, Stamm IMET JA 6844 und des Turimycin-Bildners, *Strepto-*

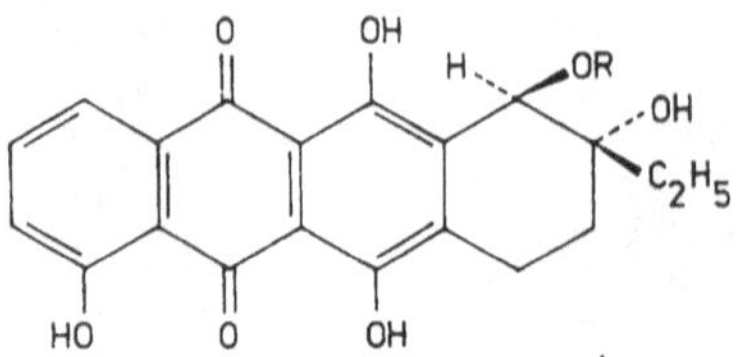

Iremycin

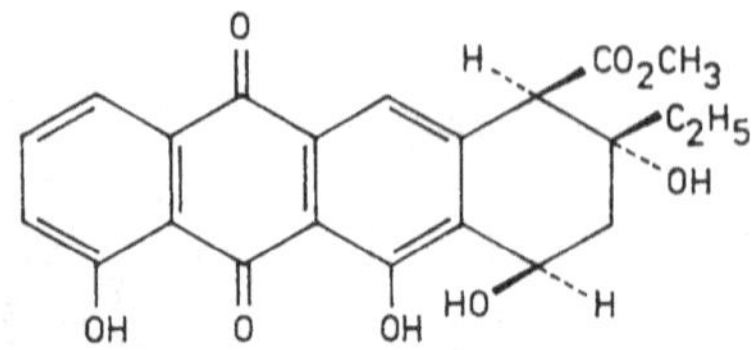

Aklavinon II

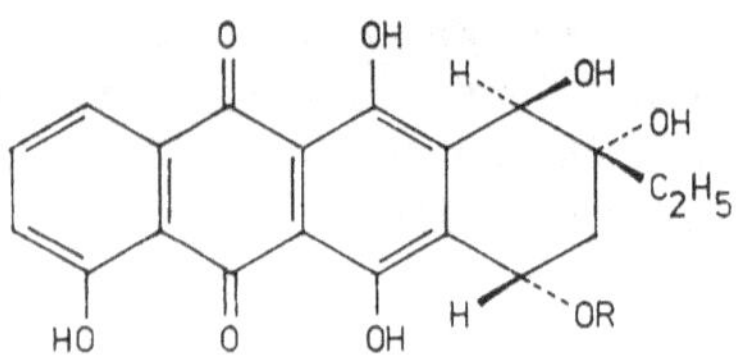

β-Rhodomycin I

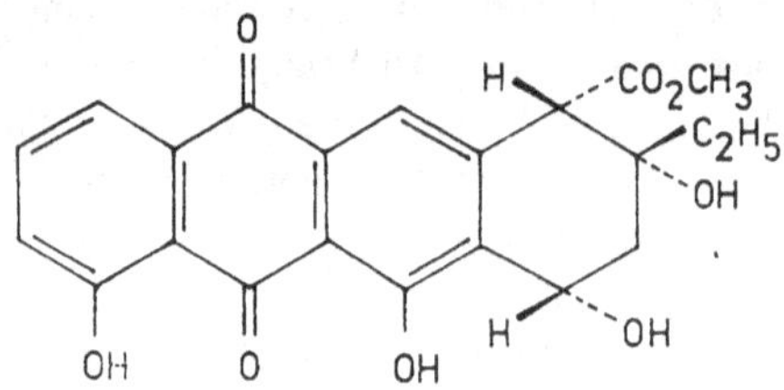

Aklavinon I

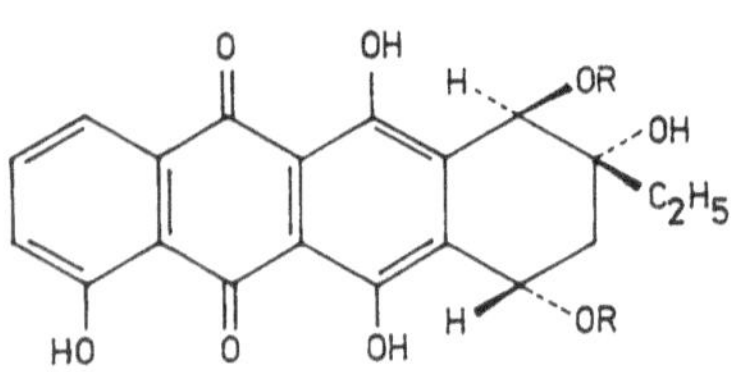

β-Rhodomycin II

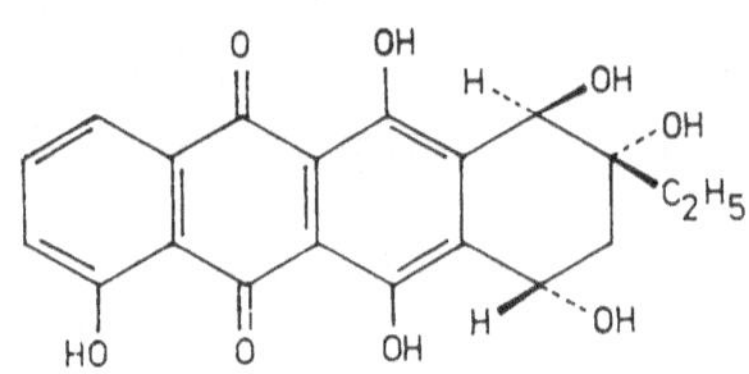

β-Rhodomycinon

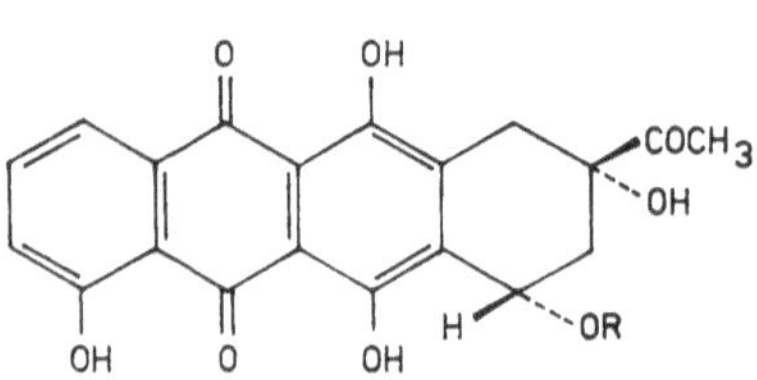

Carminomycin

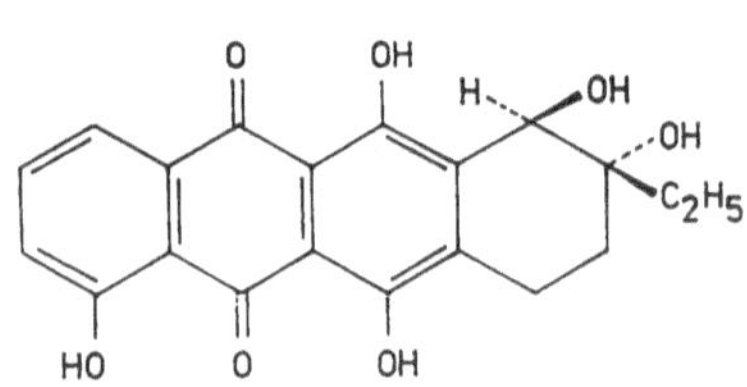

γ-Rhodomycinon

Abb. 1

myces hygroscopicus, Stamm IMET JA 6599 wurde ein neuer Mikroorganismus erhalten [1], der bei der Fermentation gegenüber den Ausgangsstämmen ein völlig verändertes Spektrum an Sekundärmetaboliten zeigt.

Aus Fermentationsansätzen dieses neuen *Streptomyces*-Stammes *Streptomyces violaceus* subsp. *iremyceticus* ZIMET 43.615 konnte als Hauptkomponente ein einheitliches Anthrazyklin-Antibiotikum isoliert werden. Hierzu wurde das Mycel von der Kulturlösung durch Filtration abgetrennt und die im Mycel und Kulturfiltrat enthaltenen roten, antibiotisch wirksamen Pigmente mit Methanol bzw. Chloroform/Methanol (1:1) erschöpfend extrahiert. Nach Reextraktion der vereinigten Extrakte mit Chloroform wurde die Anthrazyklin-Hauptkomponente zunächst durch Chromatographie an Sephadex LH 20 mit Methanol/Chloroform vorgetrennt und dann durch mehrmalige Chromatographie an mit Natriumhydrogencarbonat behandeltem Kieselgel mit Chloroform/Aceton/Methanol in reiner Form isoliert [2] (Abb. 1).

Das als Iremycin bezeichnete basische Anthrazyklin-Antibiotikum bildet bei der Umsetzung mit der äquivalenten Menge methanolischer HCl in Chloroform/Ether ein in Wasser leicht lösliches, kristallines Hydrochlorid (Schmp. 176—178 °C) der Zusammensetzung $C_{28}H_{33}NO_9 \cdot HCl$ und bei der Umsetzung mit Essigsäureanhydrid in Pyridin ein Tetraacetat der Zusammensetzung $C_{36}H_{41}NO_{13}$. Das Anthrazyklin Iremycin wird durch Einwirkung verdünnter Säuren in der Wärme hydrolytisch gespalten. Die Spaltprodukte konnten durch vergleichende spektroskopische Untersuchungen (UV/VIS, IR, MS, NMR) als γ-Rhodomycinon und Rhodosamin identifiziert werden. Aus den MS-, H- und ^{13}C-NMR sowie CD-spektroskopischen Untersuchungen am intakten Anthrazyklin resultiert, daß der Zucker (Rhodosamin) über die OH-Gruppe am C 10-Atom des Aglykons gebunden ist und somit dem Iremycin die Struktur 10-(α-L-Rhodosaminyl)-γ-rhodomycinon mit der absoluten Konfiguration 9 R, 10 R zukommt [2].

1.2. β-Rhodomycin-I

Durch Mutagenese und Selektionsprozesse aus einer Population der interspezifischen Rekombinante *Streptomyces violaceus* subsp. *iremyceticus* ZIMET 43.615 wurde eine Mutante ZIMET 43.678 erhalten, die bei der Fermentation gegenüber der Ausgangsrekombinante ein verändertes Spektrum an Sekundärmetaboliten zeigt.

Aus Fermentationsansätzen dieses neuen *Streptomyces*-Stammes konnte als Hauptkomponente ein einheitliches Anthrazyklin isoliert werden. Hierzu wurde das Mycel von der Kulturlösung durch Filtration abgetrennt und die im Mycel und Kulturfiltrat enthaltenen roten, antibiotisch wirksamen Pigmente mit Methanol bzw. Chloroform/Methanol (10:1) erschöpfend extrahiert. Nach Reextraktion der vereinigten Extrakte mit Chloroform wurde die Anthrazyklin-Hauptkomponente zunächst durch Chromatographie an Sephadex

LH 20 mit Methanol/Chloroform vorgetrennt und dann durch mehrmalige Chromatographie an mit Natriumhydrogenkarbonat behandeltem Kieselgel mit Chloroform/Aceton/Methanol in reiner Form isoliert [3] (Abb. 1).

Das basische Antibiotikum bildet bei der Umsetzung mit der äquivalenten Menge methanolischer HCl in Chloroform/Ether ein in Wasser leicht lösliches, hellrotes, kristallines Hydrochlorid (Schmp. 180–182 °C) der Zusammensetzung $C_{28}H_{33}NO_{10} \cdot HCl$.

Durch säurehydrolytischen Abbau und der Identifizierung der Abbauprodukte als β-Rhodomycinon und Rhodosamin sowie vielfältiger spektroskopischer Untersuchungen (UV/VIS, IR, MS, NMR, CD) am intakten Anthrazyklin wurde für die Verbindung die Struktur 7-(α-L-Rhodosaminyl)-β-rhodomycinon mit der absoluten Konfiguration 7 S, 9 R 10 R ermittelt [3].

Das als β-Rhodomycin-I bezeichnete Anthrazyklin ist antibiotisch, cytostatisch und gegen tierexperimentelle Tumoren wirksam [3].

Spektroskopische Daten:

UV/VIS: λ_{max}: 238, 254, 295, 469, 489, 498, 521, 535 nm (Cyclohexan-Chloroform)
IR (KBr): 3450 cm^{-1} (OH); 2820, 2770 ($N(CH_3)_2$); 1598 cm^{-1} (chel. Chinon-CO)
MS: M^+ gef. 527, 2177; ber. 527, 2155;
Glykosidspaltung führt zu den Fragmentionen m/z 370 und 353 (Aglykonteil) sowie m/z 174 und 158 (Zuckerteil).

^{1}H-NMR ($CDCl_3$): 7,87 D,D (H-1), 7,66 T (H-2), 7,26 D,D (H-3), 5,40 M (H-1'), 4,95 D (H-10), 3,94 Q,D (H-5'), 3,67 M (H-4'), 3,32 S (OH), 2,92 D,D,D (H-3), 2,21 S ($N(CH_3)_2$), 1,90–2,15 M (8H), 1,36 D (H-6'), 1,09 T (H-14)

^{13}C-NMR ($CDCl_3$): 119,4 (C-1), 136,8 (C-2), 124,4 (C-3), 162,6 (C-4), 190,9 (C-5), 156,3 (C-6), 27,0 (C-7), 21,1 (C-8), 71,7 (C-9), 71,0 (C-10), 158,3 (C-11), 185,8 (C-12), 30,8 (C-13), 6,6 (C-14), 116,4 (C-4a), 110,7 (C-5a), 138,2 (C-6a), 140,9 (C-10a), 110,2 (C-11a), 133,7 (C-12a), 96,9 (C-1'), 29,2 (C-2'), 59,7 (C-3'), 66,1 (C-4'), 66,5 (C-5'), 17,3 (C-6'), 42,0 ($N(CH_3)_2$)

CD $\Delta\varepsilon_{max} = -6{,}2$ ($\lambda = 290$ nm), $\Delta\varepsilon_{max} + 2{,}6$ (λ 370 nm)

1.3. β-Rhodomycin-II

Das Anthrazyklin-Antibiotikum β-Rhodomycin-II wurde aus Fermentationsansätzen der durch Mutagenese und Selektionsprozesse aus einer Population der interspezifischen Rekombinante ZIMET 43.615 erhaltenen Mutante Stamm ZIMET 43.687 isoliert. In Analogie zur Isolierung des Anthrazyklins β-Rhodomycin-I konnte nach Trennung des Mycels von der Kulturlösung, der nachfolgenden Extraktion der antibiotisch wirksamen Pigmente und deren chromatographischer Trennung das β-Rhodomycin-II als einheitliche Verbindung gewonnen werden [4] (Abb. 1).

Das basische Anthrazyklin bildet ein krist. Hydrochlorid (Schmp. 191 bis 193 °C) der Zusammensetzung $C_{36}H_{48}N_2O_{12} \cdot 2\,HCl$ und bei der Acetylierung mit Acetanhydrid in Pyridin ein gelbes Pentaacetat der Zusammensetzung $C_{46}H_{58}O_{17}N_2$. Das Anthrazyklin wird durch verdünnte Säure in der Wärme unter Bildung von 1 Mol β-Rhodomycinon und 2 Mol Rhodosamin hydrolytisch gespalten. Die Struktur der Hydrolyseprodukte konnte durch vergleichende DC sowie UV/VIS-, IR-, MS- und NMR-Spektroskopie gesichert werden.

Spektroskopische Daten:

UV/VIS: λ_{max}: 234, 255, 294, 471, 500, 516, 534 nm (Methanol)

(KBr):

IR: 1597 cm^{-1} (chel. Chinon-CO)

MS: M^+ gef. 543,2124; ber. 543,2104; Glykosidspaltung führt zu den Fragmentionen m/z 386 und 370 (Aglykonteil) sowie m/z 175 und 158 (Zuckerteil).

($CHCl_3$):

^{1}H-NMR: 7,90 D,D (H-1), 7,70 T (H-2), 7,31 D,D (H-3) 12,82 bS (OH-4, OH-6, OH-11), 5,17 M (H-7), 4,91 S (H-10) 1,82 Q (CH_2 von C_2H_5), 1,12 T (CH_3 von C_2H_5), 5,51 M (H-1′), 3,71 M (H-3′), 4,08 vS (H-4′), 4,10 Q (H-5′), 1,40 D (CH_3-5′), 2,23 S ($N(CH_3)_2$) ($COCl_3$):

^{13}C-NMR: 119,7 (C-1), 137,1 (C-2), 125,1 (C-3), 162,7 (C-4), 115,4 (C-4a), 190,9 (C-5), 112,5 (C-5a), 156,7 (C-6), 135,0 (C-6), 70,8 (C-7), 30,4 (C-8), 71,9 (C-9), 65,9 (C-10), 138,5 (C-10a), 157,2 (C-11), 111,5 (C-11a), 186,4 (C-12), 133,3 (C-12a), 32,9 (C-13), 6,5 (C-14), 101,4 (C-1′), 28,7 (C-2′), 59,5 (C-3′), 66,7 (C-4′), 66,7 (C-5′), 17,0 (C-6′) 42,0 ($N(CH_3)_2$)

CD: $\Delta\varepsilon_{max} = -8{,}2$ ($\lambda = 290$ nm), $\Delta\varepsilon_{max} = +3{,}7$ ($\lambda = 350$ nm)

Die Konstitution und Konfiguration des Anthrazyklin-Antibiotikums β-Rhodomycin-II wurde durch die elektrochemische Reduktion des Anthrazyklins zum Iremycin sowie durch UV/VIS-, IR-, MS- und NMR-Untersuchungen am intakten Antibiotikum ermittelt [4]. Aus diesen Untersuchungen folgt, daß dem hier vorliegenden Anthrazyklin-Antibiotikum die nachfolgend gezeigte Struktur zukommt und mit dem von BROCKMANN und Mitarbeitern [5] beschriebenen β-Rhodomycin-II identisch ist.

Spektroskopische Daten:

UV/VIS: λ_{max} (Hydrochlorid): 235, 253, 294, 494 nm (Methanol)

IR (KBr): 1595 (chel. Chinon·CO)

MS: (Acetat) m/z: M^+ 910, Bisanhydroaglykon-Triazetat 476, -Diazetat 434, -Monoazetat 392, Bisanhydroaglykon (Basispeak) 350, (Zuckerazetat — OH) 200, (Zucker — OH) 158

^{1}H-NMR (Pyridin D 5): 7,86 D,D (H-1), 7,65 T (H-2), 7,36 D,D (H-3), 5,22 (H-7), 2,30–2,60 (H-8a, 8b), 5,49 S (H-10), 1,35 T (CH_3 von C_2H_5), 2,15 M (CH_2 von C_2H_5), 5,77 (H-1′, 1″) 2,00–2,60 M (CH_2-2′, 2″), 3,26; 3,40 M (H-3′, 3″), 2,58; 2,71 S ($N(CH_3)_2$-3′, 3″), 4,22; 4,27 S (H-4′, 4″) 4,26; 4,59 Q (H-5′, 5″), 1,55; 1,62 D (CH_3-5′, 5″)

1.4. Carminomycin

Das Antibiotikum Carminomycin wurde erstmals aus Fermentationsansätzen von *Actinomadura carminata* sp. nov. [6], später auch aus *Actinomyces cremeospinus* sp. nov. [7] im Institut für Neue Antibiotika der Akademie der medizinischen Wissenschaften der UdSSR isoliert. Im Verlauf nachfolgender chemischer und physikalischer Untersuchungen konnten Summenformel ($C_{26}H_{27}O_{10}N$) und Konstitution des Anthrazyklins aufgeklärt werden [8]. Es zeigte sich eine enge strukturelle Verwandtschaft zu dem bekannten Anthrazyklin-Antibiotikum Daunorubicin [9]. Beide Verbindungen unterscheiden sich nur dadurch, daß Carminomycin eine OH-Gruppe an Stelle der 4-Methoxygruppe des Daunorubicins enthält.

Unklar waren noch die sterischen Verhältnisse am alizyklischen Ring. Zur Klärung dieser Frage wurden deshalb im ZIMET vergleichende Kernresonanz-Untersuchungen und Zirkulardichroismus-Messungen durchgeführt. Dabei fanden wir — bis auf das fehlende Signal der OCH_3-Gruppe — für Carminomycin analoge Kernresonanzdaten wie für Daunorubicin [10]. Da weiterhin auch entsprechende Zirkulardichroismus-Kurven von Carminomycin und Daunorubicin bzw. Carminomycinon und Daunorubicinon, sowie auch von 7-Desoxycarminomycinon und 7-Desoxydaunorubicinon erhalten wurden, konnte geschlußfolgert werden, daß Carminomycin wie Daunorubicin 7S, 9S — konfiguriert sein muß [10] (Abb. 1).

Spektroskopische Daten:

UV/VIS: λ_{max}: 236, 255, 462, 478, 492, 510 nm (Äthanol)

IR: 1580 cm^{-1} (arom. Doppelbindungen); 1625 cm^{-1} (Chinon-CO); 1715 cm^{-1} (CO von $COCH_3$).

MS: 384 (M^+), 366 (M^+-H_2O), 348 (M^+-$2H_2O$), 323 (M^+-H_2O–$COCH_3$), 33 (M^+-$2H_2O$-CH_3), 305 (M^+-$2H_2O$-$COCH_3$).

^{1}H-NMR (Pyridin-D_5): 7,56 (H-1), 7,40 (H-2), 7,17 (H-3), 5,64 (H-1′), 5,47 D,D (H-7), 4,45 (H-5′), 4,31 (H-4′), 4,26 (H-3′), 3,44 D und 3,22 D (2 × H-10), 2,55 D,D und 2,19 D,D (2 × H-8), 2,45 S ($COCH_3$).

CD: $\Delta\varepsilon_{max} = -4{,}0$ ($\lambda = 290$ nm), $\Delta\varepsilon = 0$ ($\lambda = 305$ nm), $\Delta\varepsilon_{max} = +1{,}9$ ($\lambda = 350$ nm).

1.5. Aklavinon-II

Aklavinon-II wurde aus Fermentationsansätzen von *Streptomyces galilaeus*, Stamm JA 3043, isoliert [11]. Aus einem Rohgemisch, das neben anderen Anthrazyklinonen und Galirubin A vorwiegend Galirubin B enthielt, wurde der antibiotisch wirksame Galirubinanteil zunächst durch Chromatographie an Sephadex LH_{20} mit Methanol abgetrennt und dieser anschließend mit verdünnter Salzsäure hydrolysiert. Das ausgefallene Aglykongemisch ließ sich dünnschichtchromatographisch an $NaHCO_3$-behandeltem Kieselgel (Lösungsmittel: Chloroform-Methanol/95:5) in mehrere rote und violette Zonen auftrennen. Aklavinon-II war als schwache rote Zone sichtbar. Die Isolierung gelang durch Vortrennung des Aglykongemisches an Sephadex LH_{20} und anschließender präparativer Dünnschichtchromatographie.

Die neue Verbindung mit der Summenformel $C_{22}H_{20}O_8$ (Massenspektrum) konnte durch kurzes Erhitzen mit HBr/Eisessig in das bekannte Bisanhydroaklavinon [12] überführt werden. Auf Grund dieser Tatsache und im Ergebnis vielfältiger spektroskopischer Untersuchungen (MS, IR, UV/VIS, NMR, CD) konnte für Aklavinon-II die gleiche Konstitution abgeleitet werden [11], die auch von GORDON und Mitarbeitern [13] für Aklavinon gefunden wurde. Der Unterschied zwischen beiden Substanzen mußte somit in der sterischen Anordnung der Substituenten am alicyclischen Ring zu suchen sein. Aufschluß hierüber gaben Protonenresonanzuntersuchungen in Verbindung mit Zirkulardichroismus-Messungen. Gegenüber Aklavinon fand sich in NMR-Spektrum eine veränderte Gesamtaufspaltung des 7-H-Signals ($J_{AX} + J_{BX} = 16$ Hz; Aklavinon: 7 Hz), woraus eine äquatoriale Stellung der 7-OH-Gruppe abgeleitet werden konnte. Die gegenüber Aklavinon unveränderte Konformation des alicyclischen Ringes und die analoge Konfiguration der beiden anderen Asymmetriezentren folgte aus Zirkulardichroismus-Untersuchungen, wobei auch Inkrement-CD-Spektren für das C-7-Asymmetriezentrum berechnet wurden [14].

Aklavinon-II kommt somit, bei gleicher Konstitution wie Aklavinon, die absolute Konfiguration 7R, 9R, 10R zu (Aklavinon: 7S, 9R, 10R) (Abb. 1).

Spektroskopische Daten:

UV/VIS: λ_{max}: 229, 258, 290, 432 nm (Cyclohexan, CH_3OH)
MS: M^+ gef. 412,1161; ber. 412,1158; Basispeak 376 ($M^+ - 2H_2O$)
^{1}H-NMR (Pyridin-D_5): 5,76 T (H-7), 431 S (H-10), 3,59 S ($COOCH_3$), 2,79 D (Ring-CH_2), 1,86 M (CH_2 von C_2H_5), 1,19 T (CH_3 von C_2H_5).
CD: $\Delta\varepsilon_{max} = -3,5$ ($\lambda = 290$ nm); $\Delta\varepsilon_{max} = 0$ ($\lambda = 305$ nm); $\Delta\varepsilon_{max} = +2,8$ ($\lambda = 340$ nm).

1.6. Aklavinon-I

Die Isolierung von Aklavinon-I erfolgte in völliger Analogie zu Aklavinon-II. Die neue Verbindung mit der Summenformel $C_{22}H_{20}O_8$ erwies sich nach Überführung in Bisanhydroaklavinon (HBr/Eisessig) und auf Grund der spektroskopischen Daten ebenfalls als ein Stereoisomeres des Aklavinons [11].

Im Bereich von 270—390 nm wurde für Aklavinon-I, und damit erstmals für eine Verbindung aus der Reihe der Anthrazyklinone, ein CD-Spektrum mit umgekehrtem Verlauf (bei herabgesetzter Amplitude) gefunden. Über die sterische Anordnung der Substituenten am alicyclischen Ring konnten zwar keine eindeutigen Aussagen gemacht werden, doch ließen sich von den 8 möglichen Konfigurationen des Anthracyclinons 6 durch theoretische Überlegungen ausschließen, so daß als Strukturformel für Aklavinon-I nur 10-epi-Aklavinon (7S, 9R, 10S) oder dessen Enantiomeres (7R, 9S, 10R) in Frage kommt [14] (Abb. 1).

Spektroskopische Daten:

UV/VIS: λ_{max}: 229, 258, 290, 432 nm (Cyclohexan, CH_3OH).
IR (KBr): 1612 cm^{-1}, 1660 cm^{-1} (Chinon-CO); 1720 cm^{-1} (Carbomethoxygruppe).
MS: M^+ gef. 412,1152; ber. 412,1158; Basispeak 376 ($M^+ - 2\,H_2O$)
^{1}H-NMR (Pyridin-D_5): 5,25 T (H-7), 4,27 S (H-10), 3,61 S ($COOCH_3$), 2,17 D,D und 2,81 D,D (Ring-CH_2), 1,84 M (CH_2 von C_2H_5), 1,04 T (CH_3 von C_2H_5).
CD: $\Delta\varepsilon_{max} = +2,8$ ($\lambda = 280$ nm); $\Delta\varepsilon = 0$ ($\lambda = 310$ nm); $\Delta\varepsilon_{max} = -0,3$ ($\lambda = 350$ nm)

1.7. β-Rhodomycinon und γ-Rhodomycinon

β-Rhodomycinon, das Aglykon der β-Rhodomycine [3, 4] und γ-Rhodomycinon, das Aglykon des Iremycins [2] lassen sich sehr leicht und in guten Ausbeuten aus den entsprechenden Glykosiden durch säurekatalysierte Hydrolyse erhalten. Hierzu wurden die in den wäßrigen sauren Reaktionslösungen ausgefallenen Aglykone abfiltriert und durch Chromatographie an Oxalsäure-gepuffertem Kieselgel sowie nachfolgender Umkristallisation gereinigt.

Durch vergleichende dünnschichtchromatographische und UV/VIS-, IR-, MS-, NMR- und CD-spektroskopische Untersuchungen konnte eindeutig bewiesen werden, daß die durch Hydrolyse aus den Glykosiden β-Rhodomycin und Iremycin erhaltenen Anthrazyklinone mit den von Brockmann und Mitarb. [15] beschriebenen β-Rhodomycinon bzw. γ-Rhodomycinon identisch sind und die nachfolgend gezeigten Strukturen aufweisen (Abb. 1).

Spektroskopische Daten von β-Rhodomycinon

UV/VIS: λ_{max}: 234, 255, 294, 469, 483, 494, 515 und 530 nm (Methanol)
IR (KBr): 1594 cm^{-1} (chel. Chinon-CO)
MS: M^+ gef. 386,1032; ber. 386,1002 für $C_{20}H_{18}O_8$
Fragmentierung: m/z: 368 (M^+-H_2O); 350 (M^+-2H_2O); 334 (M^+-2H_2O−O); 314 (M^+-C_4H_8O, Retro-Diels-Alder-Reaktion)
CD: $\Delta\varepsilon_{max} = -3{,}5$ ($\lambda = 290$ nm); $\Delta\varepsilon_{max} = +2{,}3$ ($\lambda = 350$ nm)

Spektroskopische Daten von γ-Rhodomycinon

UV/VIS: λ_{max}: 294, 468, 484, 494, 516 und 531 nm (Cyclohexan/Chloroform)
IR (KBr): 1590 cm^{-1} (chel. Chinon-CO)
MS: M^+ gef. 370,1067; ber. 370,1052 für $C_{20}H_{18}O_7$
Fragmentierung: m/z: 352 (M^+-H_2O); 334 (M^+-2H_2O); 323 (M^+-C_2H_5−H_2O); 298 (M^+-C_4H_8O, Retro-Diels-Alder-Reaktion)
^{13}C-NMR ($CDCl_3$): 119,3 (C-1), 136,9 (C-2), 125,3 (C-3), 160,1 (C-4), 157,0 (C-6), 26,6 (C-7), 20,9 (C-8), 71,7 (C-9), 65,6 (C-10), 158,7 (C-11), 30.9 (C-13), 6.6 (C-14), 135,8 (C-6a), 140,2 (C-10a).
CD: $\Delta\varepsilon_{max} = -2{,}0$ ($\lambda = 290$ nm); $\Delta\varepsilon_{max} = +1{,}0$ ($\lambda = 365$ nm)

1.8. ε-Rhodomycinon und ε-Isorhodomycinon

Bei der aeroben Submersfermentation der Stämme ZIMET 43649 — eine Mutante der Art *Streptomyces violaceus*- und ZIMET 43665 — eine Mutante der Art *Streptomyces griseus* JA 3933 — werden in Medien mit geeigneten C-, N-Quellen und Mineralsalzen vorwiegend die Anthrazyklinone ε-Rhodomycinon bzw. ε-Isorhodomycinon gebildet [16, 17].

Zur Isolierung der Rhodomycinone wird das aus den entsprechenden Fermentationslösungen durch Filtration abgetrennte Mycel bei pH 5 erschöpfend mit Methanol extrahiert und der Extrakt anschließend mit Chloroform reextrahiert.

Aus den Reextrakten lassen sich die darin gelösten Anthrazyklinone durch Zugabe von Petroläther als Rohprodukte ausfällen und können durch wiederholte Säulenchromatographie an Natriumbikarbonatgepuffertem Kieselgel in reiner, kristalliner Form erhalten werden.

Die in Abbildung 2 gezeigten Strukturen des ε-Rhodomycinons, das aus Chloroform/Cyclohexan in roten Nadeln vom Fp. 210 °C kristallisiert und des ε-Isorhodomycinons, das aus Benzol/Aceton rote Prismen vom Fp. 226 bis 229 °C bildet, wurden aus Ergebnissen von UV/VIS-, IR- und MS-spektroskopischen Untersuchungen abgeleitet. Hieraus folgt, daß diese Rhodomycinone mit den von Brockmann und Mitarb. beschriebenen ε-Rhodomycinon [18] bzw. ε-Isorhodomycinon [19] identisch sind.

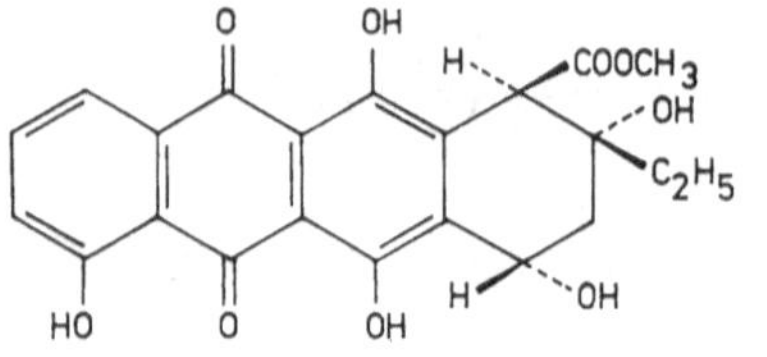

ε-Rhodomycinon

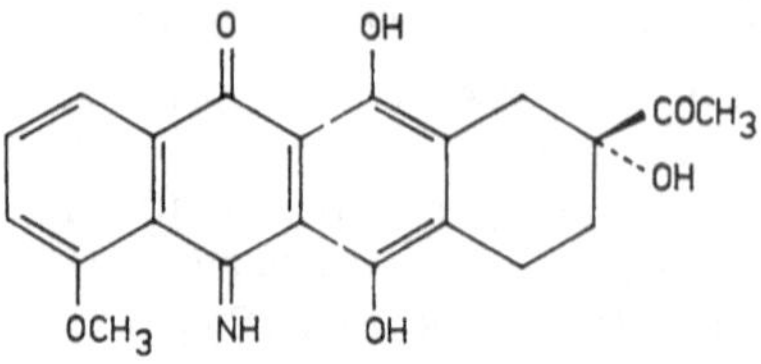

7-Desoxy-5-iminodaunorubicinon

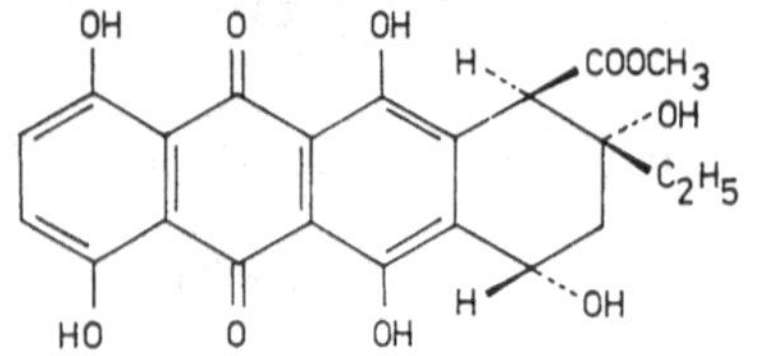

ε-Isorhodomycinon

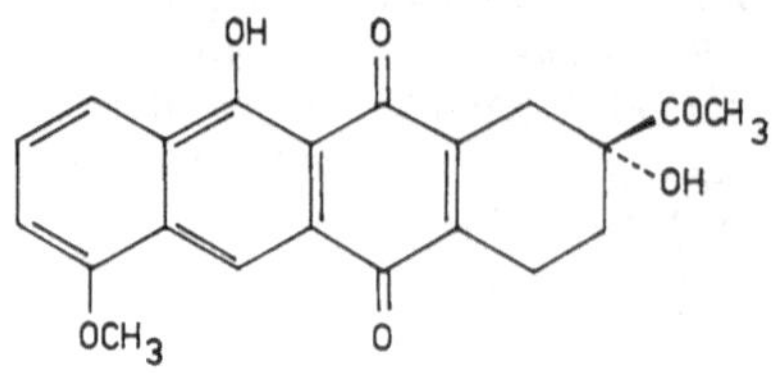

9-Acetyl-9,12-dihydroxy-4-methoxy-7,8,9,10-tetrahydro-naphtacenchinon

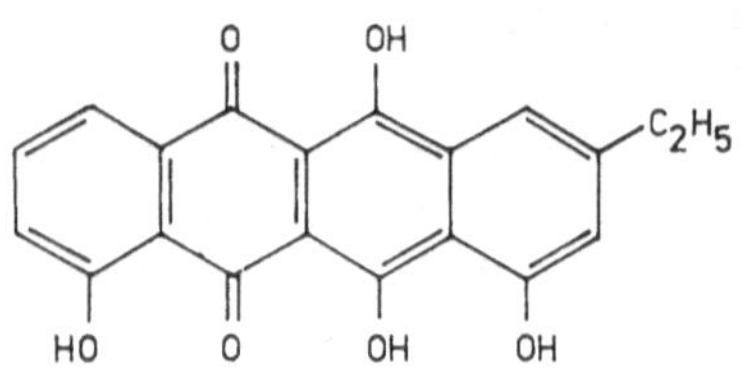

7-Hydroxy-bisanhydro-γ-rhodomycinon

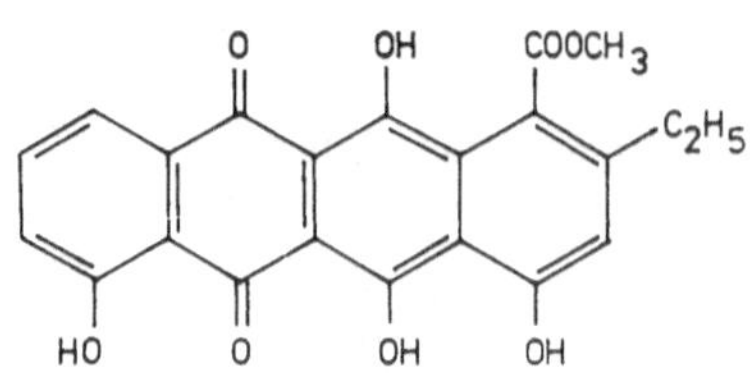

7-Hydroxy-bisanhydro-ε-rhodomycinon

Abb. 2

Spektroskopische Daten von ε-Rhodomycinon:

UV/VIS: λ_{max}: 471, 484, 496, 518 und 534 nm (Chloroform/Cyclohexan)
IR (KBr): 1600 cm^{-1} (chel. Chinon-CO), 1730 cm^{-1} (Carbomethoxygruppe)
MS: M^+ gef. 428,1075; ber. 428,1107 für $C_{22}H_{20}O_9$
Fragmentierung: m/z: 410 (M^+-H_2O); 392 (M^+-$2H_2O$); 360 (M^+-$2H_2O-CH_3OH$, Basispeak); 334 (M^+-$2H_2O-OH-COOCH_3$); 333 (M^+-$2H_2O-COOCH_3$)

Spektroskopische Daten von ε-Isorhodomycinon:

UV/VIS: λ_{max}: 492, 512, 523, 550 und 568 nm (Chloroform/Cyclohexan)
IR (KBr): 1595 cm^{-1} (chel. Chinon-CO), 1734 cm^{-1} (Carbomethoxygruppe)
MS: M^+ gef. 444,1048; ber. 444,1056 für $C_{22}H_{20}O_{10}$
Fragmentierung: m/z: 426 (M^+-H_2O); 408 (M^+-$2H_2O$); 376 (M^+-$2H_2O-CH_3OH$, Basispeak); 349 (M^+-$2H_2O-COOCH_3$)

1.9. 7-Hydroxy-bisanhydrorhodomycinone

Nach Mutagenbehandlung des Daunomycinbildners IMET JA 5570 mit kombinierter UV/Röntgenbestrahlung wurde u. a. eine Mutante ZIMET 43707/1P isoliert, die in der Biosynthese von Anthrazyklinen vollständig geblockt ist und daher weder Daunomycin noch 13-Dihydrodaunomycin zu synthetisieren vermag. Bei der Fermentation dieses Mutantenstammes werden neben mehreren roten und blauen Nebenkomponenten 2 rote Hauptkomponenten gebildet. Diese beiden relativ unpolaren roten Pigmente ließen sich nach Extraktion mit Butanol aus dem Kulturfiltrat säulenchromatographisch an Oxalsäure-gepuffertem Kieselgel mit Chloroform/Aceton als Elutionsmittel von den Nebenkomponenten abtrennen und konnten anschließend säulenchromatographisch an dem gleichen Adsorbens mit Benzol als Elutionsmittel voneinander getrennt werden [20].

Die Strukturen der aus Benzol umkristallisierten reinen Verbindungen wurden mit Hilfe von UV/VIS-, IR-, MS- und NMR-spektroskopischen Untersuchungen aufgeklärt (Abb. 2).

Diese neuen Verbindungen sind insbesondere durch das Ergebnis der NMR-Spektroskopie, das u. a. 2 metaständige aromatische Protonen im Ring D des Naphthacenchinonringsystems anzeigt sowie durch die UV/VIS-spektroskopischen Vergleiche mit den von Brockmann und Mitarb. [21] beschriebenen Bisanhydro-β-rhodomycinon und 4.6.7.11-Tetrahydroxy-5.12-naphthacenchinon eindeutig als 7-Hydroxy-bisanhydro-γ-rhodomycinon und als 7-Hydroxy-bisanhydro-ε-rhodomycinon charakterisiert (Abb. 2).

Spektroskopische Daten von 7-Hydroxy-bisanhydro-γ-rhodomycinon

UV/VIS: λ_{max}: 484, 520, 560 nm (Chloroform) λ_{max}: 570, 615 nm (Dimethylformamid)
IR (KBr): 1600 cm^{-1} (chel. Chinon-CO)
MS: M^+ gef. 350,0793; ber. 350,0790 für $C_{20}H_{14}O_6$
Fragmentierung: m/z: 335 (M^+-CH_3); 321 (M^+-CHO); 307 (M^+-$CH_3$$-$CO); 293 ($M^+$-CHO$-$$C_2H_4$)
^{1}H-NMR ($CDCl_3$): 7,98 Q (H-1), 7,69 T (H-2), 725 Q (H-3), 7,10 D (H-8), 7,82 D (H-10), 2,78 Q (CH_2 von C_2H_5), 1,31 D (CH_3 von C_2H_5), 16,34 S, 15,39 S, 11,01 S, 10,79 S (4-OH, 6-OH, 7-OH, 11-OH)

Spektroskopische Daten von 7-Hydroxy-bisanhydro-ε-rhodomycinon

UV/VIS: λ_{max}: 565, 525, 488 nm (Chloroform)
λ_{max}: 628, 588 nm (Dimethylformamid)
IR (KBr): 1600 cm^{-1} (chel. Chinon-CO), 1735 cm^{-1} (Ester-CO)
MS: M^+ gef. 408,0842; ber. 408,0840 für $C_{22}H_{16}O_8$
Fragmentierung: m/z: 376 (M^+-CH_3OH), die weitere massenspektrometrische Frag-

mentierung führt unter $CH_3^{\cdot}$, CH˙ und zweifacher CO˙-Abspaltung zu den relativ intensiven Fragmentationen bei m/z 361, 347, 333 und 319.

^{1}H-NMR ($CDCl_3$): 8,00 Q (H-1), 7,69 T (H-2), 7,23 Q (H-3), 7,17 S (H-8), 4,00 S ($COOCH_3$), 2,69 Q (CH_2 von C_2H_5), 1,28 D (CH_3 von C_2H_5), 16,28 S, 15,10 S, 11,77 S, 10,27 S (4-OH, 6-OH, 7-OH, 11-OH)

1.10. Aklanonsäure und Aklanon

Aklanonsäure wurde aus Fermentationsansätzen von *Streptomyces* Stamm ZIMET 43717, isoliert [22]. Aklanonsäure ist weder ein vollständig ausgebildetes Anthrazyklinon noch antibiotisch wirksam. Es konnte jedoch gezeigt werden, daß Aklanonsäure von einigen pigment-negativen Mutanten in strukturell unterschiedliche Anthrazyklinone biotransformiert wird [23, 24]. Diese Ergebnisse lassen darauf schließen, daß Aklanonsäure mit hoher Wahrscheinlichkeit ein frühes Zwischenprodukt auf dem Biosyntheseweg der Anthrazykline ist. Aklanonsäure ist in Dimethylsulfoxid und Pyridin nicht beständig. Sie wandelt sich nach kurzer Zeit unter Abspaltung von CO_2 in eine neue Verbindung (Aklanon) um. Aus diesem Grunde wurde für die Strukturaufklärung der beständige Methylester hergestellt und dieser zusammen mit der Ausgangsverbindung und Aklanon spektroskopisch untersucht (UV/VIS, IR, MS, ^{1}H-NMR, ^{13}C-NMR) [22]. Die aus diesen Messungen abgeleiteten Strukturen sind im nachfolgenden Schema angegeben, wobei in Lösung das Keto-Enol-Gleichgewicht fast vollständig auf Seiten der Enolform liegt (Abb. 3).

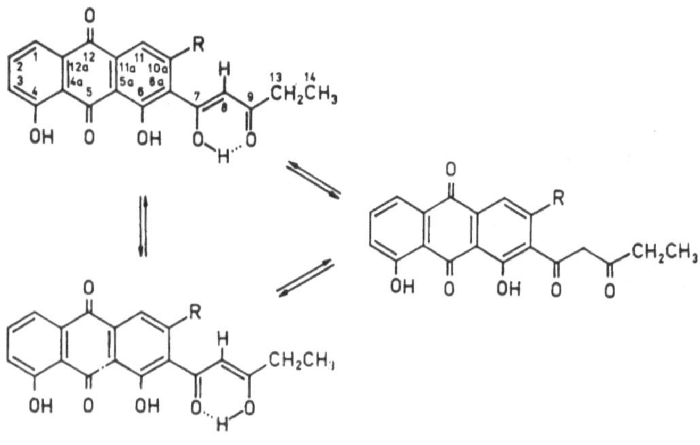

1 Aklanonic acid: R= $\overset{10}{C}H_2\overset{15}{C}OOH$

2 Aklanonic acid methyl ester: R= $\overset{10}{C}H_2\overset{15}{C}OO\overset{16}{C}H_3$

3 Aklanone: R= $\overset{10}{C}H_3$

Abb. 3

Spektroskopische Daten von Alkanonsäure ($C_{21}H_{16}O_8$):

UV/VIS: λ_{max}: 258, 282 und 438 nm ($CHCl_3$).
IR (KBr): 1622 cm^{-1}, 1670 cm^{-1} (Chinon CO), 1700 cm^{-1} (COOH).
MS: 352,0937 (M^+-CO_2), 337,0690 (M^+-CO_2—CH_3), 334,0864 (M^+-CO_2—H_2O), 323,0561 (M^+-CO_2—C_2H_5).
^{1}H-NMR ($CDCl_3$): 12,70 S (4-OH), 11,89 S (6-OH), 7,84 D,D (H-1), 7,83 S (H-11), 7,71 T (H-2), 7,32 D,D (H-3), 6,04 S (H-8), 3,86 S (10-CH_2), 2,47 Q (CH_2 von C_2H_5), 1,21 T (CH_3 von C_2H_5).

Spektroskopische Daten von Aklanon ($C_{20}H_{16}O_8$):

UV/VIS: wie Aklanonsäure.
IR (KBr): 1592 cm^{-1}, 1620 cm^{-1}, 1680 cm^{-1}.
MS: M^+ gef. 352,0951; ber. 352,0947
Fragmentierung analog Aklanonsäure.
^{1}H-NMR ($CDCl_3$): 15,47 S (7/9-OH), 12,43 S (4-OH), 11,98 S (6-OH), 7,82 D,D (H-1), 7,68 T (H-2), 7,29 D,D (H-3), 7,68 S (H-11), 5,80 S (H-8), 2,46 S (H-10), 2,46 Q (CH_2 von C_2H_5), 1,19 T (CH_3 von C_2H_5).
^{13}C-NMR ($CDCl_3$): 120,14 (C-1), 137,29 (C-2), 124,85 (C-3), 159,88 (C-4), 115,87 u. 114,13 (C-4a u. C-5a), 192,53 (C-5), 162,65 (C-6), 133,52 u. 133,31 u. 132,12 (C-6a u. C-11a u. C-12a), 184,13 (C-7), 102,10 (C-8), 196,41 (C-9), 20,70 (C-10), 147,23 (C-10a), 121,93 (C-11), 181,42 (C-12), 31,38 (C-13), 9,47 (C-14).

1.11. Die Reduktionsprodukte des 5-Iminodaunorubicins

Als Modellreaktion für den Metabolismus der Anthrazykline im tierischen Organismus und möglicher Beziehungen zur biologischen Wirkung haben wir die elektrochemische Reduktion des potentiellen Krebschemotherapeutikums 5-Iminodaunorubicin untersucht. Dieses Anthrazyklin-Antibiotikum wurde von Tong et al. aus Daunorubicin synthetisiert [25]. An einer großflächigen Quecksilberelektrode werden im Verlauf der elektrochemischen Reduktion von 5-Iminodaunorubicin zwei neue Verbindungen gebildet, die nach chromatographischer Trennung in reiner Form isoliert werden konnten [26]. Auf Grund von ^{1}H-NMR-, IR-, UV/VIS- und massenspektrometrischen Untersuchungen wurde das eine Reduktionsprodukt erwartungsgemäß [27] als 7-Desoxy-5-iminodaunorubicin identifiziert (Summenformel: $C_{21}H_{19}NO_6$), während sich das andere als 9-Acetyl-9,12-dihydroxy-4-methoxy-7,8,9,10-tetrahydro-6,11-naphthacenchinon (Summenformel: $C_{21}H_{18}O_6$) erwies [26] (Abb. 4).

Spektroskopische Daten von 7-Desoxy-5-iminodaunorubicinon:

UV/VIS: λ_{max}: 255, 305, 514, 543 und 584 nm (Methanol).
IR: 1580 cm^{-1} (CO, CN, Chinonimin); 1710 cm^{-1} (CO-Seitenkette).
MS: M^+ gef. 381, 1250; ber. 381, 1212; 338 (M^+-$COCH_3$); 220 (M^+-$COCH_3$—H_2O).

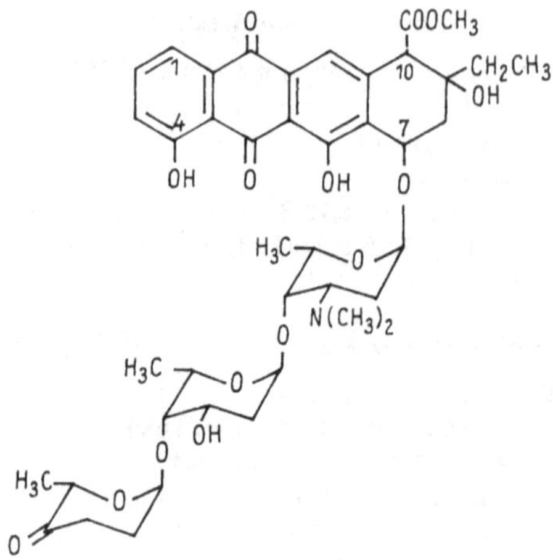

Aclacinomycin

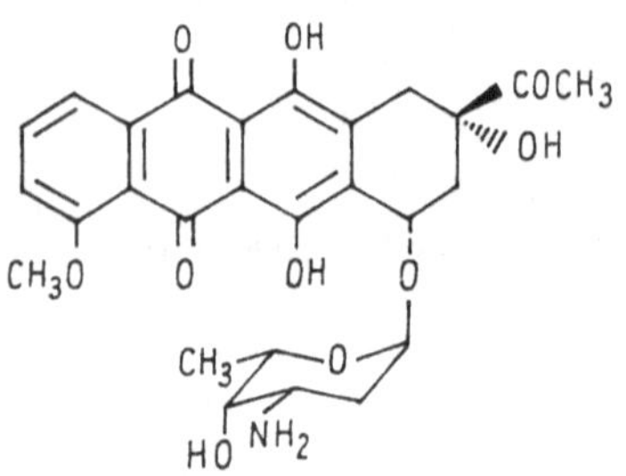

Daunomycin (Daunorubicin)

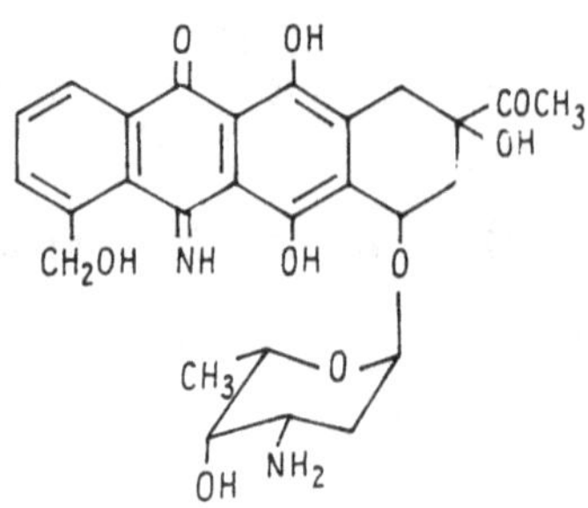

5-Iminodaunorubicin

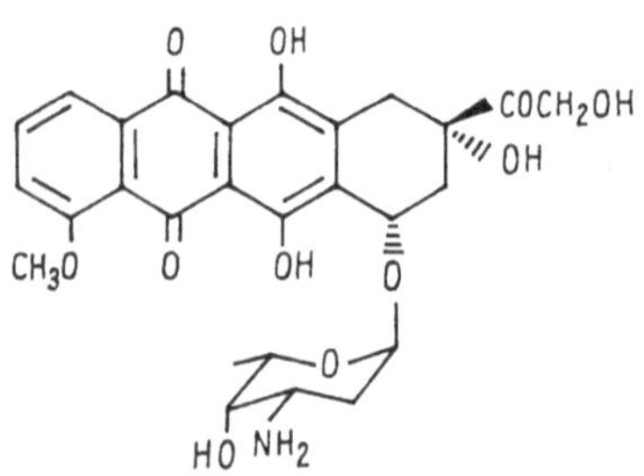

Adriamycin (Doxorubicin)

Abb. 4

^{1}H-NMR ($CDCl_3$): 8,08 D,D (H-1), 7,64 T (H-2), 7,24 D,D (H-3), 15,98 S (11-OH), 13,12 S, v (6-OH), 9,03 S, v (5-NH), 4,11 S (4-OCH_3), 2,37 S (9-$COCH_3$).

Spektroskopische Daten von 9-Acetyl-9,12-dihydroxy-4-methoxy-7,8,9,10-tetrahydronaphthacenchinon:

UV/VIS: λ_{max}: 243, 275, 323 und 486 nm (Methanol).
IR: 1605 cm^{-1} (Chinon cheliert), 1660 cm^{-1} (CO, Chinon), 1710 cm^{-1} (CO, Seitenkette).
MS: M^+ gef. 366,1121; ber. 366,1103; 348 (M^+-H_2O); 323 (M^+-$COCH_3$), 305 (M^+-$COCH_3$ $-H_2O$); 295 (M^+-$COCH_3-CO$).
^{1}H-NMR ($CDCl_3$): 13,77 (11-OH), 8,51 S (H-5), 7,97 D,D (H-1), 7,56 T (H-2), 7,03 D,D (H-3), 4,01 S (4-OCH_3), 2,36 S (9-$COCH_3$).

Literatur

[1] Schlegel, B., Ihn, W., und Fleck, W, F.: Z. Allg. Mikrobiol. **20** (1980), 533
[2] Ihn, W., Schlegel, B., Fleck, W. F., und Sedmera, P.: J. Antibiotics **33** (1980), 1457
[3] Ihn, W., Schlegel, B., Fleck, W. F., Tresselt, D., Gutsche, W., Sedmera, P., und Vokoun, J.: Die Pharmazie **39** (1984), 176
[4] Ihn, W., Schlegel, B., Fleck, W. F., Tresselt, D., Gutsche, W., und Koch, W.: DDR Patent WP C 12N/2558945, 1984
[5] Brockmann, H., Waehnelt, T., und Niemeyer, J.: Tetrahedron Letters (London) 415 (1969)
[6] Gauze, G. F., Sveshikova, M. A., Ukholina, R. S., Gavrilina, G. V., Filicheva, V. A., und Gladkikh, E. G.: Antibiotiki **18** (1973), 675
[7] Gauze, G. F., Terekhova, L. P., Maksimova, T. S., Olkhovatova, O. L., Lavrova, N. V., Brazhnikova, M. G., Konstantinova, N. V., Myshentseva, T. M., und Olsufieva, E. N.: Antibiotiki **20** (1975), 389
[8] Brazhnikova, M. G., Zbarsky, V. B., Ponomarenko, V. I., und Potapova, N. P.: J. Antibiotics **27** (1974) 254
[9] Arcamone, F.: The Development of New Antitumor Anthracyclines, Anticancer Agents Based on Natural Product Model, in J. M. Cassady and J. D. Douros (Eds.), Medicinal Chemistry, Vol. **16**, Chapter 1, p. 1, Academic Press, New York 1980
[10] Brazhnikova, M. G., Zbarsky, V. B., Tresselt, D., und Eckardt, K.: J. Antibiotics **29** (1976), 469
[11] Eckardt, K., Tresselt, D., und Tax, J.: Tetrahedron **30** (1974), 3787
[12] Eckardt, K.: Chem. Ber. **100** (1967), 2561
[13] Gordon, J. J., Jackmann, L. M., Ollis, W. D., und Sutherland, J. O.: Tetrahedron Letters (London) 28 (1960)
[14] Tresselt, D., Eckardt, K., und Tax, J.: Tetrahedron **31** (1975), 613
[15] Brockmann, H., Boldt, P., und Niemeyer, J.: Chem. Ber. **96** (1963), 1356
[16] Ihn, W., Wagner, C., und Fleck, W. F.: DDR-Patent WP 201322, 1983

[17] IHN, W., SCHLEGEL, B., und FLECK, W. F.: DDR-Patent WP 201321, 1983
[18] BROCKMANN, H., und FRANCK, B.: Chem. Ber. **88** (1955), 1792
[19] BROCKMANN, H., und BOLDT, P.: Chem. Ber. **94** (1961), 2174
[20] IHN, W., WAGNER, C., FLECK, W. F., TRESSELT, D., ERITT, I., und SEDMERA, P.: Z. Allg. Mikrobiol. **24** (1984) 525
[21] BROCKMANN, H., und WIMMER, E.: Die Konstitution des β-, γ-, ε- und ζ-Rhodomycinons. Chem. Ber. **98** (1965) 2797
[22] ECKARDT, K., TRESSELT, D., SCHUMANN, G., IHN, W., und WAGNER, C.: J. Antibiotics, **38** (1985) 1034
[23] WAGNER, C., ECKRADT, K., SCHUMANN, G., IHN, W., und TRESSELT, D.: J. Antibiotics **37** (1984), 691
[24] ECKARDT, K., SCHUMANN, G., GRÄFE, U., IHN, W., und WAGNER, C.: J. Antibiotics, **38** (1985) 1096
[25] TONG, G. L., HENRY, D. W., und ACTON, E. M.: J. med. Chem. **22** (1979), 36
[26] TRESSELT, D., IHN, W., und BERG, H.: Pharmazie **39** (1984), 417
[27] BERG, H., HORN, G., und IHN, W.: J. Antibiotics **35** (1982), 800

2. ANTHRAZYKLINKOMPLEXE MIT DNA

2.1. Planung, Analyse und Auswertung von DNA-Interaktionen

2.1.1. Einführung

Häufig werden spektroskopische Wechselwirkungsuntersuchungen in der folgenden Weise durchgeführt: Der Extinktionskoeffizient ε_m des freien monomeren Liganden in Lösung ist im Vorhinein bekannt. Messungen bei hohem Polymerüberschuß (für die Bestimmung von ε_b, dem Extinktionskoeffizienten des gebundenen Liganden) werden kombiniert mit Messungen bei mittleren Liganden- und Polymerkonzentrationen. Aus den Werten der letzteren Messungen kann bei bekannten ε_m und ε_b die Bindungsisotherme Punkt für Punkt konstruiert werden [1–5]. Durch die modellfreie Analyse ist es jedoch möglich, gleichzeitig die Bindungsisotherme und ε_b zu bestimmen. Zu diesem Zweck müssen zwei oder mehr Meßreihen von Bindungsexperimenten bei unterschiedlichen mittleren Ausgangskonzentrationen (an Ligand oder Polymer) kombiniert werden. Diese modellfreie Analyse ist auch dann anwendbar, wenn ε_b keine Konstante ist, sondern eine Funktion des Bindungsverhältnisses r (wie z. B. bei einer Zweimechanismenbindung). Da die Methode zwar in der Literatur bekannt ist [6–9], aber nur selten angewandt wird, wird sie noch einmal kurz charakterisiert.

Diese Methode versagt, wenn das Polymer oder der Ligand an anderen Gleichgewichten als dem der gegenseitigen Wechselwirkung beteiligt sind. Viele Liganden wie zum Beispiel die Anthrazyklin-Antibiotika zeigen Eigenassoziation in Konzentrationsbereichen, die sich mit den Konzentrationsbereichen überlappen, die wesentlich für die Bindung an die DNA sind [10–17]. Für diese Fälle haben wir die Beschränkungen der modellfreien Analyse überwunden. Einige Versionen unserer bindungsmodellfreien Analyse (BMFA) werden vorgestellt.

Wie sind nun die Liganden- und die Polymerkonzentrationen zu wählen, um mittels (bindungs-) modellfreier Analyse eine Bindungsisotherme von hoher statistischer Sicherheit zu erhalten? Diese Frage führt uns zur optimalen Versuchsplanung. Die optimale Versuchsplanung ist eine eigene mathematische Disziplin. Für ein gegebenes Modell (und für gegebene Parameterwerte zu diesem Modell) gibt es für die verschiedenen Fragestellungen unterschiedliche Optimalitätskriterien, für die dann — im allgemeinen mit numerischen Methoden — ein Extremum gefunden werden kann. Wir stellen hier aber eine sehr einfache und wirksame graphische Methode vor, die in unserer Abteilung schon seit zehn Jahren erfolgreich genutzt wird.

Modellfreie Analyse und Planung von Bindungsuntersuchungen sind zwei Methoden, um relevante Bindungsaussagen mit geringem numerischen Aufwand zu erhalten. Daher können sie auch einfach angewandt werden. Wenn man jedoch eine quantitative Beschreibung des Bindungsverhaltens benötigt, z. B. für die Suche nach Korrelationen zwischen den Bindungseigenschaften der Anthrazyklinantibiotika und ihrer biologischen oder therapeutischen Wirksamkeit, sind einige Voraussetzungen mehr vonnöten.

Ein wesentliches Hilfsmittel für eine jegliche modellbehaftete Versuchsauswertung ist ein allgemeines Rechnerprogramm (z. B. nach der Methode der kleinsten Quadrate), das für die Parameterschätzung in einem jeglichen nichtlinearen Regressionsmodell eingesetzt werden kann. Wir führen einige Charakteristika unseres Programmsystems ALAU auf, das bereits auf Kleinrechnern genutzt werden kann und das deshalb bestens geeignet ist zu einer Versuchsauswertung in unmittelbarem Zusammenhang mit den Experimenten.

Modelle, die für die Auswertung von DNA-Wechselwirkungsuntersuchungen eingesetzt werden, sollten eine molekulare Bedeutung haben. Sie müssen das Überlappen potentieller Bindungsplätze auf der DNA berücksichtigen. (Das gilt nicht für spezifische Liganden, für die auf der DNA spezielle Erkennungsorte existieren.) Neben einer Bindungskonstanten sollten ein Kooperativitätsparameter und die Größe eines Bindungsplatzes (bzw. die Ausschlußreichweite für das Binden eines benachbarten Liganden) bestimmbare Parameter eines solchen Modells sein. Einige Modelle, die von uns bei der Auswertung von Ligandeneigenassoziationen und solche, die bei der Auswertung von Ligand-DNA-Wechselwirkungs-Untersuchungen eingesetzt worden sind, werden vorgestellt.

Häufig wird der Scatchardplot für die Analyse von Bindungsdaten benutzt [1–5, 18]. Selbst dann, wenn man Modelle mit einer molekularen (und nicht nur einer phänomenologischen) Bedeutung verwendet und die Parameter nach der Methode der kleinsten Quadrate schätzt, sind sicherheitshalber zwei Bemerkungen notwendig. Erstens: Wenn es Streuungen innerhalb der Meßpunkte gibt, transformiert die Auftragung in einen Scatchardplot eine nichtschiefe Verteilung in eine schiefe Verteilung. Als Folge davon stimmen die Parameterschätzwerte, die aus dem nichttransformierten und die, die aus dem transformierten Datensatz gewonnen wurden, nicht überein. (Oder der Bearbeiter entdeckt in der Auftragung nach Scatchard eine Tendenz, die in den nichttransformierten Daten nicht enthalten ist.) Zweitens: Wenn die Streuungen der Meßwerte vernachlässigbar sind, mögen die Parameterschätzwerte durch die Transformation unbeeinflußt bleiben. Auf jeden Fall werden aber die Schätzwerte für die Parameterfehler beeinflußt. Es ist also praktisch unmöglich, von Daten aus einer Scatchardauftragung zu relevanten Schätzwerten für die Parameterfehler zu kommen. — In der Regel führen wir Parameter- und zugehörige Fehlerschätzungen an den originalen Meßgrößen (z. B. Absorptionen) durch.

2.1.2. Matrixranganalyse

An dieser Stelle soll nur kurz auf die Matrixranganalyse hingewiesen werden. Sie ist nicht spezifisch für Wechselwirkungsuntersuchungen, sondern für spektroskopische Meßverfahren. Frühe Arbeiten auf diesem Gebiet sind [19, 20].

Gegeben sei ein Satz von m Spektren, von denen jedes bei den gleichen n Wellenlängen gemessen sei. Der Rang der Matrix der m mal n Extinktionswerte gibt an, wieviel linear unabhängige Komponenten in dem Spektrensatz enthalten sind, d. h., wieviel Basisspektren wenigstens benötigt werden, um jedes Spektrum als eine Linearkombination aus Basisspektren beschreiben zu können. Diese Mindestzahl Basisspektren kann auch wichtige Hinweise für die Modelldiskriminierung geben. Wenn zum Beispiel die Spektren von Ligandenlösungen unterschiedlicher Konzentrationen gemessen werden und sich in der Ranganalyse ein Rang größer als zwei ergibt, so kann die Eigenassoziation des Liganden nicht als ein reines Monomer-Dimer-Gleichgewicht behandelt werden.

Im Vergleich zur angegebenen Literatur benutzen wir auf Kleinrechnern ein verkürztes Verfahren ohne die parallele Behandlung einer Fehlermatrix. Wir beurteilen subjektiv die Abhängigkeit des Betrages des jeweiligen Pivotelementes von der Anzahl der durchgeführten Reduktionsschritte im Gaußschen Algorithmus. (Wenn keine wirkliche Komponente mehr vorhanden ist, nehmen die Beträge der Pivotelemente nur noch wenig ab bei wiederholter Durchführung von Reduktionsschritten.) Im Anhang von [21] wird gezeigt, wie man die Matrixranganalyse auch auf die Kernresonanzspektren wechselwirkender Systeme mit schnellem Protonenaustausch anwenden kann.

2.1.3. Grundsätzliche Vorgehensweise der modellfreien Analyse von Bindungsdaten

Einige Autoren haben diese Methode unabhängig voneinander angewandt auf Sedimentationsmessungen [9], auf Fluoreszenzmessungen [7] und auf Viskositätsmessungen [8]. In [6] wird diese Methode auf absorptionsspektroskopische Messungen angewandt. Am besten kann man diese Methode kennenlernen in [6, 7, 22].

Für die Anwendung der modellfreien Analyse müssen zwei Voraussetzungen erfüllt sein. Erstens dürfen weder der Ligand noch das Polymer an anderen Gleichgewichten beteiligt sein. Zweitens muß es möglich sein, aus der Meßgröße (und anderen bekannten Größen) heraus eine Größe zu definieren, mittels derer man identische Bindungszustände identifizieren kann. Wir bezeichnen diese Größe als „polymerbindungszustands-spezifisches Signal" (PSS) (für die Absorptionsspektroskopie ist PSS $= (A/d - \varepsilon_m c_t)/c_{Pt})$ [6, 12]. Für die Methode ist es völlig ausreichend, daß zu gleichen Werten von PSS gleiche Bindungszustände gehören. Beim Zirkulardichroismus (CD), beispielsweise, charakterisiert der Wert der molaren Elliptizität den Bindungszustand des Polymers. Man braucht einen funktionellen Zusammenhang (wie es im Falle der modellbehafteten Analyse notwendig wäre) zwischen der molaren Elliptizität und r nicht zu kennen (r ist das Verhältnis der Konzentration des gebundenen Liganden zur Polymerkonzentration, in monomeren Einheiten, $r = c_b/c_{Pt}$).

Für einen gegebenen Wert von PSS suchen wir in verschiedenen Meßreihen (die sich z. B. in der Polymerkonzentration unterscheiden) nach den Stellen in den interpolierten gemessenen Abhängigkeiten, die durch ebenden Wert von PSS charakterisiert sind. Dem durch diesen Wert von PSS charakterisierten Bindungszustand entspricht eine Gleichgewichtskonzentration c_{nb} und ein Bindungsverhältnis r. c_{nb} bedeutet die Konzentration an nicht (polymer)-gebundenem Liganden. Wenn der Ligand an keinem anderen Gleichgewicht beteiligt ist, ist c_{nb} gleich c_m, der Konzentration an monomeren in Lösung befindlichen Liganden. Wegen der Ligandenbilanzgleichung

$$c_t = c_{nb} + rc_{Pt}, \tag{1}$$

sollten die einem Wert von PSS entsprechenden Paare totaler Konzentrationen (c_{ti}, c_{Pti}) auf einer Geraden liegen in einer Auftragung c_t über c_{Pt}. Der Anstieg dieser Geraden sollte r sein, der Abschnitt auf der c_t-Achse c_{nb} sein. Für jeden Wert von PSS können wir ein Wertepaar c_{nb} und r und damit einen Punkt auf der Bindungsisothermen $r(c_{nb})$ bestimmen. Als Ergebnis erhalten wir punktweise die Bindungsisotherme und eine Abhängigkeit PSS(r). Im Falle der Absorptionsspektroskopie [6, 16] sollte gelten

$$\mathrm{PSS} = \sum_i (\varepsilon_{bi} - \varepsilon_m)\, r_i .$$

ε_b kann also aus der Auftragung PSS(r) bestimmt werden. Wenn diese Auftragung sich als eine Gerade herausstellt, kann man schließen, daß ε_b eine Konstante ist (was seinerseits das Vorliegen nur eines Bindungsmechanismus nahelegt).

Wenn in der Auftragung c_t über c_{Pt} einige Punkte von einer geraden Linie abweichen, so kann man schließen, daß diese Punkte sich im Widerspruch zum restlichen Datensatz befinden. Nach unserer Meinung sind die Vorzüge der modellfreien Analyse die folgenden: ε_b ist ein Ergebnis der Methode und wird nicht als eine Voraussetzung benötigt. Die Methode funktioniert auch dann, wenn ε_b keine Konstante, sondern eine Funktion von r ist. Einige experimentelle Methoden (z. B. CD, Viskosimetrie, Sedimentation, Fluoreszenzspektroskopie) können für quantitative Bindungsuntersuchungen eingesetzt werden, auch wenn der quantitative Zusammenhang zwischen der Meßgröße und r unbekannt ist. Es werden keine Extrapolationen zu unendlichen Polymer- oder Ligandenkonzentrationen benötigt. Widersprüchliche Messungen können erkannt werden. Eine Verletzung der zugrundeliegenden Annahmen wird offensichtlich. Besonders die beiden letzten Vorzüge sind für eine sich anschließende modellbehaftete Datenanalyse wesentlich.

2.1.4. *Bindungsmodellfreie Analyse (BMFA)*

Wie weiter oben bereits festgestellt, ist die modellfreie Analyse auf solche Systeme beschränkt, in denen weder Ligand-Ligand- noch Polymer-Polymer-Wechselwirkungen stattfinden. Im Falle von DNA-Bindungsexperimenten wird es für die meisten Liganden von Interesse möglich sein, die DNS-Konzentrationen so gering zu wählen, daß keine DNA-DNA-Wechselwirkung auftritt. Wenn der Ligand an anderen Gleichgewichten beteiligt ist, wird das Problem weniger diffizil, wenn die Meßgröße vom Polymer herrührt (z. B. Viskosität, CD). Obwohl dann c_{nb} ungleich c_m ist, kann man die modellfreie Analyse auch in diesem Fall anwenden.

Wenn jedoch die Meßgröße vom Liganden herrührt, ist es wegen der anderen Gleichgewichte unmöglich, ein PSS zu definieren. Beispiele dafür sind die spektroskopischen Untersuchungen der Bindung einiger Liganden (Farbstoffe, Anthrazyklinantibiotika). Für diese Fälle haben wir einige Versionen der bindungsmodellfreien Analyse (BMFA) entwickelt.

2.1.4.1. BMFA I

Obwohl wir diese Methode als ein rechnergestütztes Verfahren benutzen, beschreiben wir sie hier des besseren Verständnisses halber als ein graphisches Verfahren (in Abb. 5 ist das Ergebnis der Anwendung von BMFA I als ein graphisches Verfahren zu sehen.) In Abbildung 5 sind Reihen gemessener Extinktionen über den totalen Ligandenkonzentrationen aufgetragen. Die Meßpunkte jeder Reihe sind durch eine kontinuierliche Kurve miteinander verbunden.

Die gemessenen Extinktionen mögen durch folgende Formel gegeben sein

$$A = d\big(f(c_{nb}) + c_{P_t} r \varepsilon_b\big). \tag{2}$$

$df(c_{nb})$ ist die Extinktion aller nicht- (polymer-) gebundenen Liganden. Wir können die Gleichungen (1, 2) in der folgenden Form schreiben

$$c_t - c_{nb} = c_{P_t} r \tag{3}$$

$$A/d - f(c_{nb}) = c_{P_t} r \varepsilon_b. \tag{4}$$

In den Fällen, in denen auch das Polymer einen Beitrag zur Extinktion leistet, müssen sowohl die linke Seite von (4) als auch die Ordinate in Abb. 5 durch den

Term $-\varepsilon_P c_{Pt}$ ergänzt werden. Dann ist ε_b die Veränderung des Extinktionskoeffizienten eines Bindungsplatzes während der Bindung. Die rechten Seiten von (3) und (4) sind beide proportional zu c_{Pt}.

Wir wählen einen Punkt in der linken Kurve von Abb. 5, der Meßreihe ohne DNA. Die Abszisse ist c_{nb}, die Ordinate $f(c_{nb})$. Bei welchen Punkten auf den anderen Kurven liegt die gleiche Konzentration c_{nb} vor? Wir können Geraden

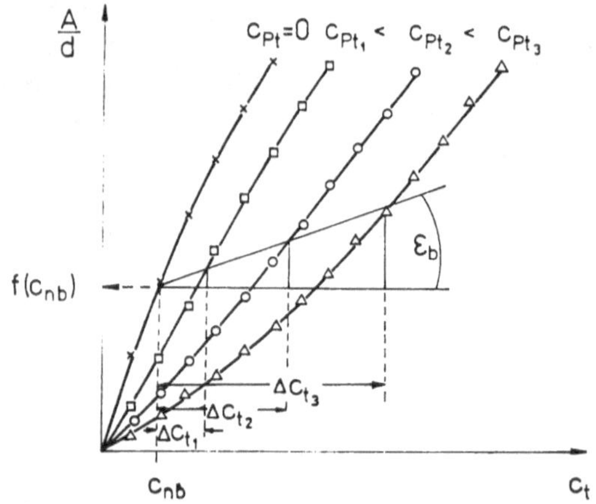

Abb. 5. BMFA I. Die Extinktionen dividiert durch die Schichtdicken sind aufgetragen über den totalen Ligandenkonzentrationen für Lösungen ohne und mit DNA in verschiedenen Konzentrationen. Diejenige gerade Linie, für welche die Abszissen der Schnittpunkte Differenzen zeigen, die proportional zu den Differenzen der zu den Schnittpunkten zugehörigen DNA-Konzentrationen sind, verbindet identische Bindungszustände.

durch den Punkt c_{nb}, $f(c_{nb})$ ziehen. Wenn die Abszissen der Schnittpunkte mit den anderen Kurven Differenzen zu c_{nb} zeigen, die proportional sind zu den c_{Pt}-Werten der Schnittpunkte, dann haben wir die richtige Gerade gefunden. Für diese Gerade sind sowohl die Differenzen der totalen Konzentrationen als auch die der Extinktionen beide proportional zu c_{Pt}, wie es gemäß den Gleichungen (3 und 4) auch sein muß. Das Verhältnis der $(c_{ti} - c_{nb})$-Werte zu den c_{Pti}-Werten ist r, der Anstieg der Geraden ist ε_b.

Das numerische Verfahren beginnt mit einer modellbehafteten Aufklärung der anderen Gleichgewichte. Danach sind $c_{nb}(c_m)$ und $f(c_{nb}(c_m))$ bekannt durch die verwandten Modelle und die zugehörigen Parameter. Die Punkte einer jeden Meßreihe werden durch eine Potenzreihe geglättet. Die vorerwähnten Modellparameter und die Koeffizienten der Potenzreihen sind Eingabegrößen für das Analyseprogramm BMFA I. Für ein vorgegebenes Wertepaar für c_m

und r werden zunächst c_{nb} und $f(c_{nb})$ berechnet und daraus Abszissen (eine je geglättete Kurve). Aus den Werten auf den geglätteten Kurven an den vorbestimmten Abszissen wird dann unter Berücksichtigung von $f(c_{nb})$ der beste Wert von ε_b gefunden. Daran anschließend wird das beste Paar (r, ε_b) für den vorgegebenen Wert von c_m iterativ gefunden. Das Verfahren wird für andere Werte von c_m wiederholt. Das Ergebnis der Analyse sind eine Abhängigkeit $r(c_m)$ und eine Abhängigkeit $\varepsilon_b(r)$ für jede benutzte Wellenlänge.

2.1.4.2. BMFA II

Durch BMFA I wird ein Punkt auf der Bindungsisothermen und ein ε_b-Wert dadurch gefunden, daß man auf den geglätteten experimentellen Kurven je einen Punkt findet, so daß diese Punkte in gegenseitiger Übereinstimmung sind. Um nun ein Analyseverfahren zu haben, das gegen Datenschwankungen weniger empfindlich ist und das selber ausgleichende Eigenschaften besitzt (und nicht erst noch einen vorgeschalteten Glättungsschritt benötigt), haben wir BMFA II entwickelt.

Wir wählen einen Teilsatz von Daten aus. Er enthält aus jeder Meßreihe diejenigen Punkte, von denen wir annehmen, daß sie zum gleichen Bereich der Bindungsisothermen gehören. Die anderen Meßpunkte werden zu Null gewichtet. Dieser Bereich der Bindungsisothermen wird durch eine quadratische Gleichung beschrieben:

$$r = \alpha + \beta(c_m - c_m^0) + \gamma(c_m - c_m^0)^2. \tag{5}$$

Gemäß unserer Erfahrung ist es besser, ε_b nicht als konstant über einen ganzen Bereich einer Bindungsisothermen anzunehmen, sondern z. B. eine lineare Funktion von c_m zuzulassen:

$$\varepsilon_b = \varepsilon_{b1} + \varepsilon_{b2}(c_m - c_m^0).$$

Wenn man diesen Ausdruck in die Gleichung (2) einführt, erhält man

$$A/d = f(c_{nb}) + \varepsilon_{b1} r c_{Pt} + \varepsilon_{b2} r c_{Pt}(c_m - c_m^0). \tag{6}$$

$\alpha, \beta, \gamma, \varepsilon_{b1}, \varepsilon_{b2}$ werden aus dem ausgewählten Teilsatz Daten nach der Methode der kleinsten Quadrate gefunden. Der abhängige Parameter c_m^0 ist nur aus numerischen Gründen eingeführt worden und sollte im Abszissenbereich des ausgewählten Bereiches der Bindungsisothermen liegen. Es empfiehlt sich, den nächsten Teilsatz Daten etwas mit dem vorhergehenden Teilsatz überlappen zu lassen. Im Gegensatz zu BMFA I werden die Daten direkt benutzt und nicht vorher geglättet und die Bindungsisotherme wird Stück für Stück und nicht Punkt für Punkt aufgeklärt.

2.1.4.3. BMFA III

Es ist von Wert, ein Analyseverfahren zur Hand zu haben, mittels welchem der Datensatz punktweise analysiert werden kann. Die anderen Gleichgewichte seien durch ihre Parameterwerte bekannt. Zusätzlich wird noch ein Wert von ε_b benötigt. (Man kann BMFA I, II oder ein beliebiges Bindungsmodell auf die Anfangsteile dieser Meßreihen gemeinsam anwenden, um das beste gemeinsame ε_b zu finden.) Für einen gegebenen Punkt i sind die gemessene Extinktion A_i und die totalen Konzentrationen c_{ti}, c_{Pti} bekannt. Daher sollte es möglich sein, aus der Kombination der Gleichungen (1, 2) c_{mi} und r_i zu bestimmen. Das Problem wird als ein Bindungsproblem behandelt. Eine lineare Isotherme durch den Ursprung und durch diesen Punkt wird angenommen (reduzierte Form der Gleichung (5))

$$r = \beta c_m . \tag{7}$$

Der Parameter β wird solange iteriert, bis der ausgewählte Punkt exakt wiedergegeben wird. Mit diesem Verfahren ist es möglich, einzelne Ausreißer wie auch ganze Meßreihen, die sich im Widerspruch zu den restlichen Daten befinden, zu erkennen.

In der Literatur ist das Verfahren, für gegebene ε_m und ε_b die Meßpunkte in Punkte auf der Bindungsisothermen umzurechnen, bekannt. Hier werden jedoch explizit noch andere Ligandengleichgewichte berücksichtigt und das Gleichungssystem (1, 2) wird nichtlinear.

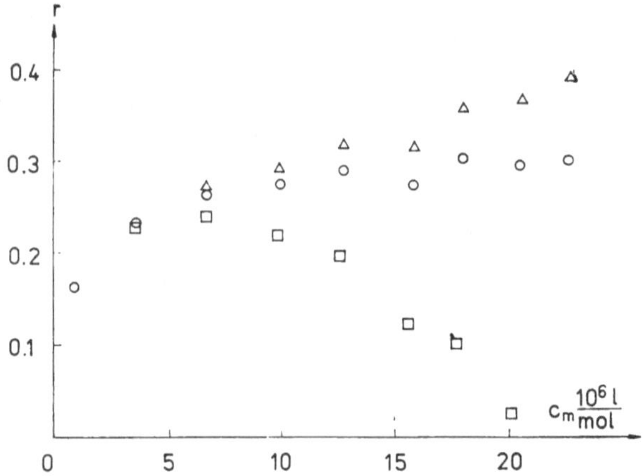

Abb. 6. Analyse eines Datenteilsatzes der spektroskopischen Untersuchung der Wechselwirkung von β-Rhodomycin-I mit DNA (Messungen A. Walter) mittels BMFA III. Die benutzten Parameter sind $\varepsilon_m = 14\,709$ (mol cm/l)$^{-1}$, $\varepsilon_b = 7\,022$ (mol cm/l)$^{-1}$, $\varepsilon_d = 7\,597$ (mol cm/l)$^{-1}$. Die Dimerisierungskonstante wurde eingesetzt zu $K_d = 10^{-3}$ l/mol (△) $K_d = 1\,456$ l/mol (ermittelter Wert, ○) und $K_d = 7\,280$ l/mol (Fünffaches des ermittelten Wertes □).

Abbildung 6 zeigt ein Beispiel der Anwendung von BMFA III auf eine Meßreihe des Systems β-Rhodomycin-I-DNA (Messungen A. WALTER). Der Deutlichkeit halber sind hier parallel die Ergebnisse von drei Läufen von BMFA III aufgetragen. Einmal ist die Eigenassoziation von β-Rhodomycin-I — beschrieben als Dimerisierung — unberücksichtigt geblieben, einmal ist sie mit den zuvor ermittelten Werten für K_d und ε_d berücksichtigt worden und einmal mit einem um den Faktor 5 zu großen Wert von K_d.

Obwohl die Gleichgewichtskonstante der kooperativen Bindung hier etwa um den Faktor 480 größer ist als die Dimerisierungskonstante [23], ist der Einfluß der Berücksichtigung der Eigenassoziation offensichtlich. Auch bei diesem Verhältnis von Bindungskonstanten zu Dimerisierungskonstanten darf für die Aufklärung der Bindungseigenschaften die Eigenassoziation nicht unberücksichtigt bleiben.

Alle erwähnten Rechnerprogramme in BMFA I, II, III einschließlich derer für die modellbehaftete Analyse der anderen Gleichgewichte und für die Glättung mittels Potenzreihen basieren auf dem allgemeinen Ausgleichsprogramm ALAU (vgl. übernächsten Abschnitt). Der modellfreien Analyse wie auch BMFA I, II ist gemeinsam, daß es schwierig ist, Bindungsdaten in dem Bereich zu analysieren, in dem die Bindungsisotherme flach verläuft (wenn sie sich z. B. an das Sättigungsniveau annähert).

2.1.5. Planung von Bindungsexperimenten

Bei parameternichtlinearen Modellen hängen die optimalen Versuchspläne von den Parameterwerten ab. Wenn man von der Möglichkeit der Normierung der Konzentration durch die reziproke Gleichgewichtskonstante absieht, gehört zu jeder Konstellation der Bindungsparameter ein anderer optimaler Versuchsplan. In [24] haben wir unter Zugrundelegung der A-Optimalität und der Annahme, daß $r(c_m)$ die gemessene Abhängigkeit sei, für verschiedene Werte des Kooperativitätsparameters die für die Parameterschätzung wesentlichen Bereiche angegeben. In [25] sind für ein Meßverfahren, bei dem zwei Meßreihen mit unterschiedlichen Ausgangskonzentrationen an Liganden kombiniert sind, ebenfalls für verschiedene Werte des Kooperativitätsparameters und der Bindungsplatzgröße optimale Versuchspläne angegeben worden.

Hier soll jedoch, ausgehend von den Vorstellungen der modellfreien Analyse, ein Verfahren angegeben werden, das nicht vom Modell und von zugehörigen Parameterwerten ausgeht, sondern von einem Stück einer Bindungsisothermen. Mit dem Verfahren kann man die Polymer- und Ligandenkonzentrationen bestimmen, bei denen Experimente auszuführen sind, so daß sich dieses Stück Bindungsisotherme möglichst gut durch (bindungs)modellfreie

Analyseverfahren bestimmen läßt. Selbstverständlich sind Experimente, die günstig für eine modellfreie Aufklärung des Bindungsverhaltens sind, auch günstig für eine modellbehaftete Aufklärung.

2.1.5.1. Die Bindungsisotherme als ein Nomogramm

Ist die Bindungsisotherme bekannt, so ist es für ein gegebenes paar totaler Konzentrationen (c_t, c_{Pt}) möglich, die Gleichgewichtskonzentration c_{nb} des nichtgebundenen Liganden zu gewinnen. In Abbildung 7 sind die Bindungsisotherme $r(c_{nb})$ und die Bilanzgleichung $c_t = c_{nb} + rc_{Pt}$ gezeichnet in einer Auftragung r über c_{nb}. Die Bilanzgleichung ist eine lineare Beziehung zwischen r

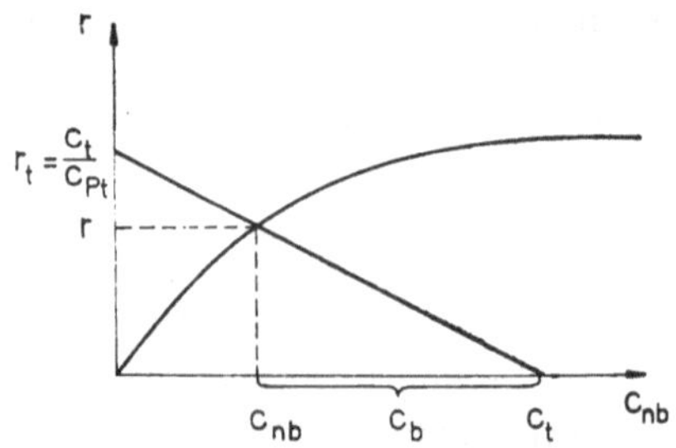

Abb. 7

und c_{nb} mit den Achsenabschnitten c_t (bei $r = 0$) und c_t/c_{Pt} ($= r_t$ bei $c_{nb} = 0$). Der Schnittpunkt mit der Bindungsisothermen gibt die Gleichgewichtswerte von r und c_{nb}. Offensichtlich ist die Differenz $c_t - c_{nb}$ gleich c_b. (Diese Möglichkeit die Gleichgewichtskonzentration zu bestimmen, findet sich inzwischen auch in der Literatur [26].)

2.1.5.2. Das Planungskriterium, die Planung

Bei einer möglichst sicher bestimmten Bindungsisothermen sollten weder die Ordinaten noch die Abszissen einen großen Fehler besitzen. Aus diesem Grunde fordern wir von den Bindungsexperimenten, daß die Konzentrationen an gebundenem und an freiem Liganden vergleichbare Werte haben, daß das Konzentrationsverhältnis

$$a = c_b/c_{nb} = rc_{Pt}/c_{nb}$$

in der Größenordnung der Einheit liegen soll. Für die verschiedenen Meßreihen schlagen wir $0{,}3 \leq a_i \leq 3$ vor. Es hat keinen Sinn, die a_i zu dicht beieinander zu wählen; die Meßreihen sind dann für eine modellfreie Analyse zu schlecht konditioniert (sie haben dann mehr oder weniger den Charakter von Wiederholungsmessungen).

Wir wählen ein Stück einer angenommenen Bindungsisothermen aus. Dieses Stück werde charakterisiert durch einen repräsentativen Punkt (c_{nbr}, r_r), durch die untere Grenze (c_{nbu}, r_u) und durch die obere Grenze (c_{nbo}, r_o). Wenn wir mit einer DNA-Lösung beginnen und Liganden(stammlösung) hinzugeben — bei DNA-Bindungsuntersuchungen bevorzugen wir diese Vorgehensweise — dann sind folgende Polymerkonzentrationen zu wählen

$$c_{Pti} = a_i c_{nbr}/r_r. \tag{8}$$

Das folgt aus der Definition des Konzentrationsverhältnisses a. Für jedes der c_{Pti} ist der Bereich der Ligandenkonzentrationen gegeben durch

$$c_{nbu} + r_u c_{Pti} \leqq c_{tij} \leqq c_{nbo} + r_o c_{Pti}. \tag{9}$$

Wenn wir jedoch mit Ligandenlösungen beginnen, wählen wir sie zu folgenden Konzentrationen

$$c_{ti} = (1 + a_i)\, c_{nbr}. \tag{10}$$

Für jedes c_{ti} ist der Bereich der Polymerkonzentrationen gegeben durch

$$(c_{ti} - c_{nbo})/r_0 \leqq c_{Ptij} \leqq (c_{ti} - c_{nbu})/r_u. \tag{11}$$

Selbstverständlich kann c_{nbo} nur kleiner als die c_{ti} gewählt werden.

Für die Behandlung eines Beispiels nehmen wir einen Liganden an, der eine Bindungsplatzgröße von 2,5 Basenpaaren beanspruche und eine Gleichgewichtskonstante von $5 \cdot 10^5$ l/mol habe. Als einen repräsentativen Punkt wählen wir ($2 \cdot 10^{-6}$ mol/l, 0,2) und als begrenzende Punkte (0, 0) und ($6 \cdot 10^{-6}$ mol/l, 0,3). (Diese Punkte liegen auf einer Bindungsisothermen entsprechend dem Massenwirkungsgesetz.) Wir wählen für a_i die Werte 0,3, 1, 3. Dann ergeben sich DNA-Konzentrationen von $3 \cdot 10^{-6}$; 10^{-5}; $3 \cdot 10^{-5}$ Mole Basenpaare pro Liter. Die entsprechenden höchsten Ligandenkonzentrationen sind $7 \cdot 10^{-6}$; $9 \cdot 10^{-6}$ und $15 \cdot 10^{-6}$ mol/l. Da die DNA-Konzentrationen über eine Größenordnung auffächern, können die Experimente auch dann noch gut analysiert werden, wenn die wahre Gleichgewichtskonstante in dem Bereich von 1,5 bis $15 \cdot 10^5$ l/mol ist.

2.1.6. *Modellbehaftete Analyse*

Um mit einer gewissen statistischen Sicherheit quantitative Erkenntnisse über die Bindungseigenschaften zu gewinnen, benötigt man nicht nur Parameterwerte eines molekularen Modells, man benötigt auch zugehörige Vertrauensintervalle. Daher ist ein Rechnerprogramm von Nutzen, mit dem man sowohl Parameter als auch Parameterfehler aus den Originaldaten heraus schätzen kann. Im folgenden stellen wir unser Programmsystem ALAU vor, dessen Fortranversion sogar auf Kleinrechnern genutzt werden kann. Der am Ergebnis interessierte Forscher kann damit seine Versuchsauswertung unmittelbar labornah vornehmen.

2.1.6.1. Das Programmsystem ALAU

Das Programmsystem ALAU dient der Parameterschätzung im nichtlinearen Regressionsmodell nach der Methode der kleinsten Quadrate. Es ist auf Kleinrechnern entwickelt worden. Daher arbeitet es zeit- und speichereffektiv. (Als einzige Matrix wird die Koeffizientenmatrix des Normalgleichungssystems gespeichert. Sie wird als obere Dreieckmatrix gespeichert und auf dem identischen Speicherplatz behandelt.) Als generelles Abbruchskriterium wird die Parametergenauigkeit benutzt. Wenn die errechneten relativen Verbesserungen kleiner als ein vorgebbarer Grenzwert sind, wird abgebrochen. Aus diesem Grund wird auch kein fiktives Minimum der Abweichungsquadratsumme gefunden. Eine berechnete Begrenzung des Lösungsvektors und die Möglichkeit zu Rückschritten im Parameterraum verbessern die Konvergenzeigenschaften. Für die Parameterschätzung wird eine Standardstrategie benutzt. Zunächst werden nur die linearen Parameter geschätzt. Durch ein Kriterium kann das Programm den nächsten nichtlinearen Parameter aussuchen. Durch

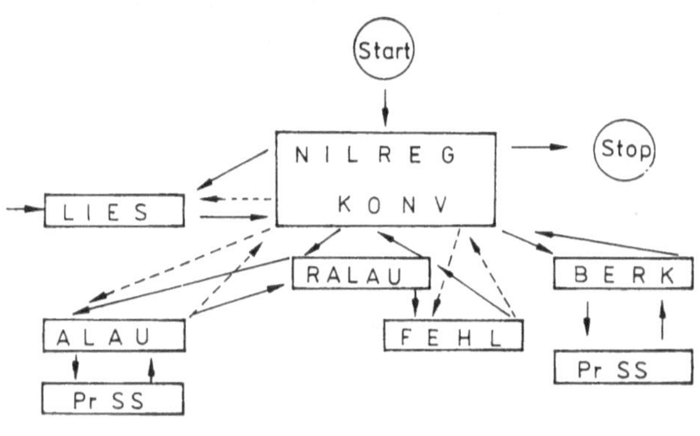

Abb. 8. Baukastenstruktur der Fortranversion des Programmsystems ALAU auf Kleinrechnern. NILREG: Steuerprogramm; LIES: Dateneingabe; KONV: interaktives Dialogunterprogramm; ALAU: Gauß-Newton-Algorithmus mit Konvergenzverbesserungen; PrSS: problemspezifische Subroutine; RALAU: Standardstrategie für die Parameterbestimmung; FEHL: Berechnung der Parameterfehler und der Parameterkorrelationskoeffizienten; BERK: Ausgabe der Meßwerte, der berechneten Werte, deren Differenz und der Standardabweichungen der berechneten Werte.

ein weiteres Kriterium entscheidet das Programm, ob dieser ausgesuchte nichtlineare Parameter gleich (mit den linearen) mitgeschätzt wird. Anderenfalls wird er in definierter Weise gerastert, wobei bei jedem Rasterschritt nur die bisherigen Parameter geschätzt werden. Das Programm erkennt, wenn der gerasterte Parameter den Wert, der zu einem Minimum der Abweichungsquadratsumme gehört, überschreitet und bezieht in der Nähe dieses Wertes den Parameter in die Schätzung mit ein. Die Auswahl und Behandlung eines nächsten Parameters erfolgt in gleicher Weise, solange, bis die Gesamtheit aller zu schätzender Parameter geschätzt worden ist.

Bislang war es für diese Strategie stets ausreichend, wenn durch den Problembearbeiter grobe Schätzungen für die nichtlinearen Parameter vorlagen. Ein existierendes Minimum wurde dann durch das Programm selbständig gefunden. In aller Regel besteht für ein neues Problem keine Notwendigkeit, ein gesondertes Startwertprogramm zu schreiben. Durch die Gewichtung ist es möglich, ungleiche Genauigkeiten der Messungen zu berücksichtigen, Ausreißer zu eliminieren und für Zwecke der Konvergenzbeschleunigung einen Datenteilsatz auszuwählen. In der Fehlerberechnung wird die Fehlerübertragung von einem Parameter, der mit seinem zugehörigen Fehler vorher bekannt ist und während der Parameterschätzung auf seinem Wert festgehalten wird, auf die zu schätzenden Parameter als eine unabhängige Fehlerursache berechnet und mit berücksichtigt. Die Endausgabe des Programms umfaßt die Parameterschätzwerte, die zugehörigen Fehlerschätzwerte, die Parameterkorrelationskoeffizienten, zu den gemessenen Werten die berechneten Werte und dazu deren Standardabweichung. Das Programm ist zu ergänzen durch ein problemspezifisches Unterprogramm. Neben einfachen derartigen Unterprogrammen wie Darstellung durch eine Potenzreihe, durch eine Fourierreihe, durch eine Summe von Gaußkurven, von Gauß-Lorentz-Kurven, durch eine Summe von Exponentialfunktionen usw. benutzen wir auch unterteilte Unterprogramme. Ein Teilunterprogramm bezieht sich auf die Meßmethode wie MSP (Spektroskopie, eine beliebige Anzahl von Wellenlängen) oder MST (Spektroskopie und Titration zweier Komponenten, Ligand zu Polymer oder umgekehrt). Diese Teilunterprogramme sind noch durch einen anderen Typ Teilunterprogramme zu ergänzen, die die (spektroskopisch sichtbaren) Systemkomponenten und ihre Abhängigkeit von den Systemparametern beschreiben. Als Regelfall haben diese systemspezifischen Unterprogramme die Ligandenbilanzgleichung mit zu berücksichtigen. Neuerdings haben wir KOMBI entwickelt, welches die Ligandenbilanzgleichung selber aus den verschiedenen Teilmodellen bildet, so daß man nun ohne Einschränkung jedes Unterprogramm für ein Bindungsmodell mit jedem Unterprogramm für ein Eigenassoziationsmodell und mit jedem Unterprogramm für ein Adsorptionsmodell des Liganden an der Küvettenwand kombinieren kann.

2.1.6.2. Modelle für Ligandengleichgewichte

Die meisten dieser Modelle sind als ergänzende Unterprogramme zu MST oder KOMBI programmiert. SEA ist ein Unterprogramm für ein allgemeines Eigenassoziationsmodell. Es kann für folgende Fälle benutzt werden: Dimerisierung, isodemische Eigenassoziation, Eigenassoziation mit nächst- und übernächstnachbarlicher Wechselwirkung im Assoziat und für Eigenassoziation mit einer beliebigen Reichweite der Wechselwirkung, deren freie Energie in Abhängigkeit von der Entfernung abnimmt wie Coulombpotentiale [12—17].

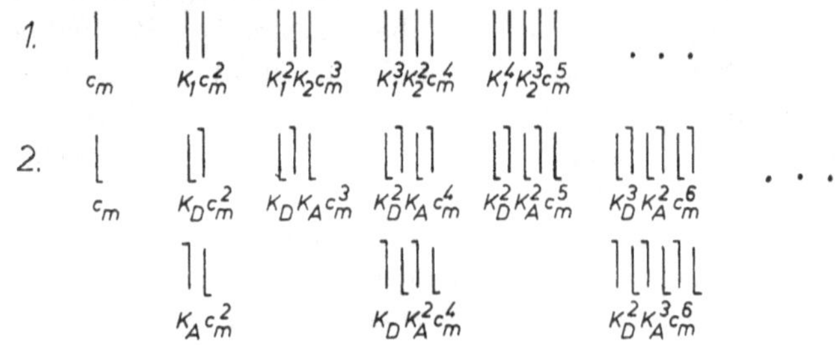

Abb. 9. 1. Teilmodell von SEA. Jede nächstnachbarliche Wechselwirkung trägt einen Faktor K_1 zum statistischen Gewicht eines Assoziats bei, jede übernächstnachbarliche einen Faktor K_2. Andere Ausdrucksweise: Für die Anlagerung eines Monomers an ein Monomer gilt die Gleichgewichtskonstante K_1 für die an ein Assoziat K_1K_2. 2. Modell SADI. Die Dimerisierung hat die Gleichgewichtskonstante K_D, die Assoziation der Dimere hat die davon verschiedene Gleichgewichtskonstante K_A.

In Abbildung 9 ist unter 1. die Zuordnung statistischer Gewichte für den Fall der Wechselwirkung nur bis zum übernächsten Nachbarn zu sehen. In der gleichen Abbildung ist unter 2. die Zuordnung statistischer Gewichte zu Assoziaten entsprechend dem Eigenassoziationsmodell SADI zu sehen, das eine Dimerisierung und eine Assoziation von Dimeren mit zwei unterschiedlichen Gleichgewichtskonstanten beschreibt [17]. Mischass beschreibt eine unbegrenzte gemischte Assoziation zwischen zwei Partnern, für welche die Eigenassoziation isodemisch ist.

Für Ligandenbindung haben wir unter anderen das Modell SLD [12]. SLD beschreibt eine kooperative Einmechanismusbindung an ein Homopolymer. Bei der hier vorausgesetzten nächstnachbarlichen Wechselwirkung wird die Gleichgewichtskonstante der Bindung davon abhängen, ob ein Ligand sich einseitig an einen schon gebundenen Liganden anlagert ((2): einfach benachbarter Fall — singly contiguous case [27]), sich exakt in die Lücke zwischen zwei schon gebundene Liganden einpaßt ((3): zweifach benachbarter Fall —

doubly contiguous case [27]) oder nach der Bindung an das Polymer keine direkten Nachbarn besitzt ((1): isolierter Fall — isolated case [27]). Der Sachverhalt ist in Abbildung 10 dargestellt. Als unabhängige Gleichgewichtsparameter werden eingeführt: K, die Gleichgewichtskonstante des einfach benachbarten Falls, der Kooperativitätsparameter σ nach ZIMM und BRAGG [28] ($\sigma < 1$: Kooperativität, $\sigma > 1$: Antikooperativität) und die Bindungsplatzgröße α.

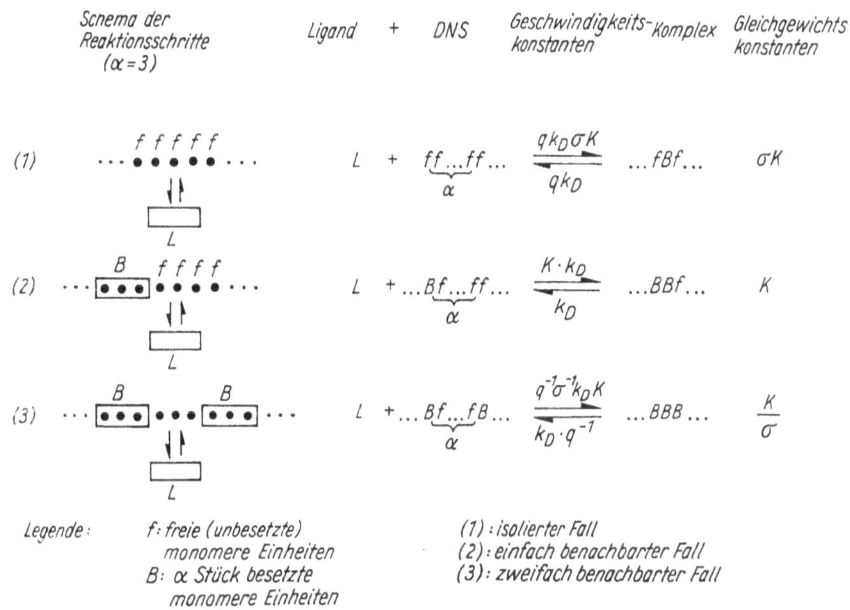

Abb. 10

Für die in Abschnitt 3 mitgeteilten Ergebnisse der kinetischen Untersuchungen sind zusätzlich noch die unabhängigen [29] kinetischen Parameter eingeführt: k_D ist die Dissoziationsgeschwindigkeitskonstante des einfach benachbarten Falls und der kinetische Kooperativitätsparameter q gibt an, um wieviel mal größer die Dissoziationsgeschwindigkeitskonstante im isolierten Fall ist gegenüber der im einfach benachbarten Fall. Das kinetische Modell ist in [30] und ausführlich in [31, 32] beschrieben. Gleichzeitig wird Ligandendimerisierung in der Lösung mit in Betracht gezogen. Viele der in einem folgenden Kapitel dargestellten Ergebnisse der Wechselwirkung von Anthrazyklinen mit DNA sind auf der Grundlage dieses Modells gewonnen worden. Für die Bindung an ein einsträngiges Polymer haben wir SPACIB [33] entwickelt. Die Insertion des Liganden zwischen zwei benachbarte Basen und die Außenbindung von Ligandenassoziaten werden behandelt. Dieses Modell besitzt insofern ein gewisses theoretisches Interesse, als hier der Fall behandelt worden ist, daß die Bindungsplatzgröße eines Liganden an einem Homopolymer auch kleiner als eine monomere Einheit sein kann.

Für eine Bindung an DNA nach zwei Mechanismen haben wir in Anlehnung an RAMSTEIN et al. [34] ein Zweimechanismenmodell SL2 entwickelt. Das Modell hat Anwendung gefunden auf die Auswertung der Wechselwirkung von Carminomycin [10] und von 5-Imino-Daunomycin [17] mit DNA (vgl. folgende Kapitel). Dieses Modell enthält als unabhängige Parameter die beiden Bindungsplatzgrößen, die beiden Gleichgewichtskonstanten der kooperativen Bindung (Verlängerung eines einheitlich gebundenen Bereiches um einen weiteren Liganden) sowie drei Kooperativitätsparameter (vgl. Abb. 11).

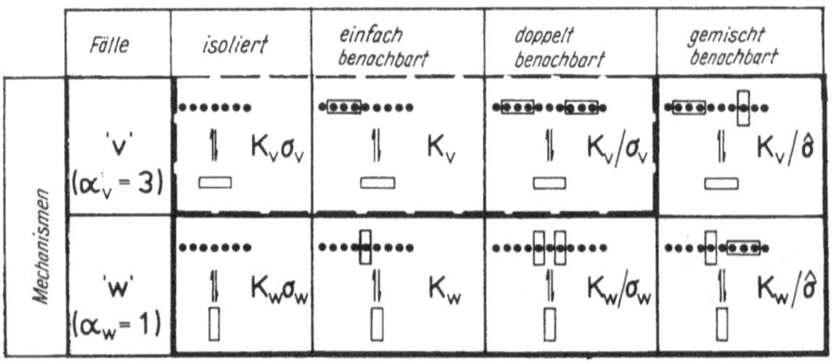

Abb. 11. Einführung der Modellparameter für das Zweimechanismenbindungsmodell SL2. Beispielsweise sind hier die Bindungsplatzgrößen für die Mechanismen v und w zu $\alpha_v = 3$ und $\alpha_w = 1$ angenommen worden. Für die Erweiterung eines v-Bereiches oder eines w-Bereiches um einen Liganden gelten die Gleichgewichtskonstanten K_v oder K_w bzw. Bei den entsprechenden Keimbildungsprozessen wird die veränderte nächstnachbarliche Wechselwirkung durch einen Faktor σ_v oder σ_w korrigiert, beim Schließen einer letzten Lücke in einem einheitlich gebundenen Bereich durch $1/\sigma_v$ oder $1/\sigma_w$ bzw. Stoßen aber nach Schließen der Lücke ein v-Bereich und ein w-Bereich aneinander, so wird die entsprechende Gleichgewichtskonstante durch $1/\hat{\sigma}$ korrigiert

Es sind andere Varianten denkbar, sieben unabhängige Parameter des Modells einzuführen. Die Angaben der folgenden Kapitel beziehen sich jedoch auf diese Parameterisierung. In Zusammensetzung mit KOMBI kann mit SL2 die Bindung eines Liganden an DNA ausgewertet werden, der ein beliebiges aber bekanntes Eigenassoziationsverhalten in Lösung zeigt.

2.2. Interaktionen von Anthrazyklinen mit DNA, Eigenassoziation und Einmechanismusbindung

2.2.1. Eigenassoziation von Anthrazyklinen

Für die Anthrazyklin-Antibiotika ADM [15], DAM [12], IRM [16], RHM-I, -II [35] und ACM [11] wurden Absorptionsspektren im sichtbaren Spektralbereich aufgenommen, wobei ein Konzentrationsbereich von etwa $5 \cdot 10^{-7}$ M bis $1 \cdot 10^{-3}$ M überstrichen wurde. Es wurden Küvetten mit optischen Schichtdicken von 5 cm bis 0,2 cm eingesetzt. Ausgehend von diesen Spektren wurden

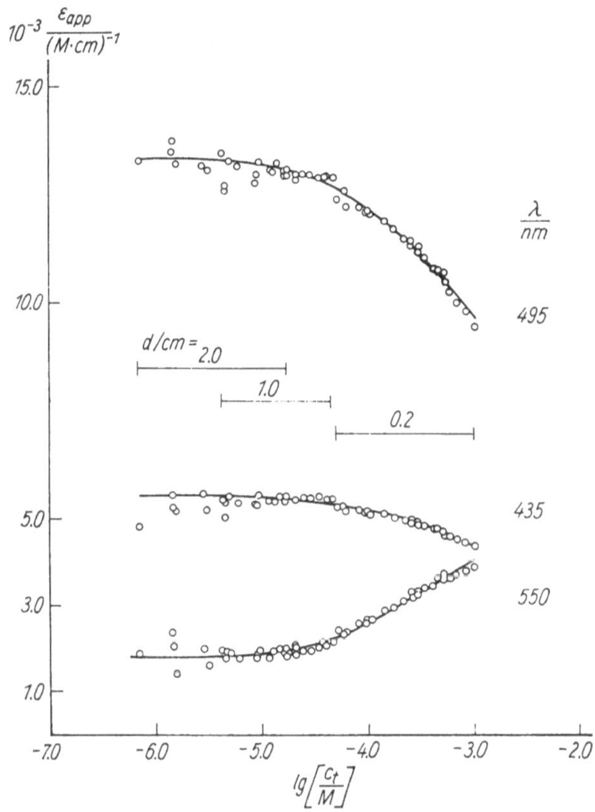

Abb. 12. Scheinbarer molarer Extinktionskoeffizient ε_{app} von IRM als Funktion der totalen Konzentration c_t bei 3 verschiedenen Wellenlängen:
A — 495 nm, B — 435 nm, C — 550 nm
(Mc Ilvaine-Puffer; pH 6,0; Ionenstärke 0,2 M; Temperatur $T = 25\,°C$).

die scheinbaren molaren Extinktionskoeffizienten $\varepsilon_{app} = \frac{A}{c_t \cdot d}$ bei ausgewählten Wellenlängen berechnet und als Funktion von lg c_t/M aufgetragen, wie dies in Abbildung 12 am Beispiel des IRM [16] gezeigt ist.

Für alle genannten Anthrazykline ergab die Matrixranganalyse der Spektrensätze jeweils den Rang 2. Dies bedeutet, daß alle experimentellen Spektren aus nur 2 Basisspektren linear kombiniert werden können, so daß auf der Grundlage der absorptionsspektroskopischen Messungen die Eigenassoziation der Anthrazykline als ein Monomer-Dimer-Gleichgewicht befriedigend beschrieben werden kann.

Aus den experimentellen Daten, wie sie etwa in Abbildung 12 gezeigt sind, wurden die Extinktionskoeffizienten ε_m und ε_d der Monomeren und Dimeren sowie die Dimerisationskonstante K_d mittels einer nichtlinearen Ausgleichsrechnung unter Benutzung des Programmsystems ALAU berechnet. Die ermittelten Werte von K_d sind in Tabelle 2 [12, 15, 11, 16, 35] zusammengestellt.

Tabelle 2
Dimerisierungskonstante und DNA-Bindungsparameter der untersuchten Anthrazyklin-Antibiotika
(Mc Ilvaine-Puffer pH 6,0; Ionenstärke 0,2 M; $T = 25\,°C$; Kalbsthymus-DNA)

Antibiotikum	$10^{-3} \cdot K_d/M^{-1}$	$10^{-5} \cdot K/M^{-1}$	σ	α/Basenpaare	$10^{-5} \cdot \sigma \times K/M^{-1}$
Aclacinomycin A	(0,72 ± 0,12)	(75,8 ± 21,5)	(0,12 ± 1,10)	(3,98 ± 0,14)	9,2
Adriamycin	(11,09 ± 1,64)	(22,0 ± 13,2)	(0,70 ± 0,67)	(2,96 ± 0,46)	15,4
β-Rhodomycin-II	(2,12 ± 0,27)	(18,6 ± 2,9)	(0,57 ± 0,19)	(3,18 ± 0,16)	10,6
Daunomycin	(4,47 ± 0,49)	(6,19 ± 1,49)	(1,18 ± 0,35)	(2,92 ± 0,13)	7,3
β-Rhodomycin-I	(1,46 ± 0,08)	(6,92 ± 0,79)	(0,69 ± 0,16)	(3,06 ± 0,10)	4,8
Iremycin	(1,19 ± 0,10)	(2,72 ± 0,66)	(0,38 ± 0,18)	(3,27 ± 0,32)	1,0

Auf der Grundlage der erhaltenen Dimerisierungsprameter wurden die theoretischen Verläufe der Funktion $\varepsilon_{app}(c_t)$ berechnet. Für IRM sind diese in Abbildung 12 mit den experimentellen Punkten verglichen. Sowohl hier als auch noch ausgeprägter in den entsprechenden Auftragungen für einige andere Anthrazykline sind Abweichungen zwischen experimentellem und theoretischem Verlauf festzustellen, welche die experimentelle Fehlergrenze überschreiten. Schlechte Übereinstimmung findet sich besonders für Messungen bei niedrigen, aber identischen Werten von c_t, wenn Küvetten unterschiedlicher Dicke d benutzt wurden. Dies ist wahrscheinlich durch Adsorption der

Anthrazykline an den Küvettenwänden verursacht, da die verschiedenen Küvetten unterschiedliche Oberflächen/Volumen-Verhältnisse haben [12, 16].

Die Werte von K_d in Tabelle 2 zeigen, daß die Dimerisierungstendenz bei den untersuchten Anthrazyklinen erheblich schwankt. Sie ist am stärksten für ADM und um mehr als eine Größenordnung geringer für ACM.

2.2.2. Gleichgewichtsbindungsdaten an DNA

Bei den spektroskopischen Titrationsexperimenten mit den Anthrazyklin-Antibiotika ADM, DAM, IRM, RHM-I, -II, und ACM wurden Kalbsthymus-DNA-Lösungen unterschiedlicher Ausgangskonzentration mit geringen Mengen konzentrierter Anthrazyklin-Stammlösungen titriert. Es wurden die Absorptionsspektren der entstehenden Komplexe im sichtbaren Absorptionsbereich der Anthrazyklinliganden registriert. Aus diesen Spektren wurden bei geeignet ausgewählten Wellenlängen jeweils ein Satz von 6 bis 10 spektrophotometrischen Titrationskurven gewonnen [11, 12, 15, 16, 35]. Auf der Grundlage dieser experimentellen Daten wurde versucht, sowohl die Bindungsisotherme mittels der modellfreien Analyse zu ermitteln, als auch quantitative Bindungsparameter durch Ausgleichsrechnung zu erhalten.

In Abbildung 13 sind als Beispiel die Originaltitrationsdaten für das ADM-DNA-System widergegeben [15] (die durchgezogenen Kurven wurden theoretisch aus den ermittelten Bindungsparametern errechnet). Die Matrixranganalyse der Spektren der Komplexe ergab für alle o. g. Anthrazykline den Rang 2. Folglich erscheint die Annahme einer Einmechanismusbindung mit

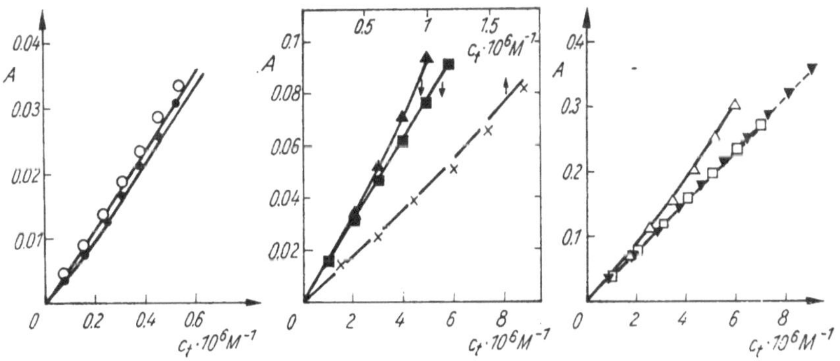

Abb. 13. Spektrophotometrische Titrationsdaten des ADM-DNA-Systems: Acht Titrationskurven (Extinktionen bei 500 nm) wurden durch Titration von DNA-Lösungen unterschiedlicher Ausgangskonzentrationen $c_{Pt,0}$ mit Aliquots einer ADM-Stammlösung erhalten. Die resultierenden totalen Ligandenkonzentrationen c_t stellen die Abszissen dar. Bedingungen wie in Abb. 12

der Ausbildung eines einzigen Komplextyps zwischen Anthrazyklinmonomeren und DNA als ausreichend und vernünftig zur konsistenten Beschreibung der spektrophotometrischen Bindungsdaten im untersuchten Konzentrationsbereich und bei der gegebenen Ionenstärke.

Im Rahmen des Auswerteganges wurde zunächst die Konsistenz der Titrationsdaten überprüft, indem die Werte von $\mathrm{PSS} = \frac{A/d - \varepsilon_m \cdot c_t}{c_{Pt}}$ (s. 2.1.3.) berechnet und über r_t aufgetragen wurden. Dies ist in Abbildung 14 am Beispiel des IRM-DNA-Systems [16] gezeigt, wo sich die Titrationskurven, die zu

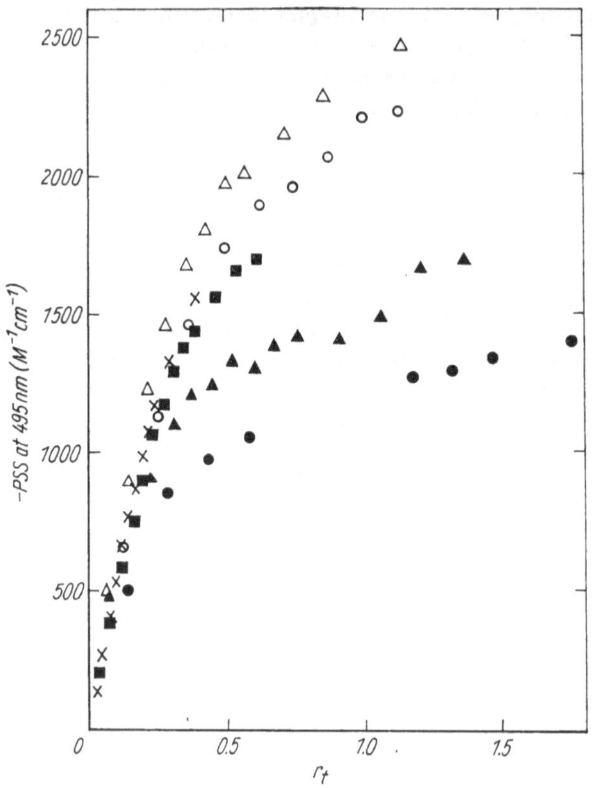

Abb. 14. Das polymerbindungszustandsspezifische Signal PSS als Funktion des totalen Konzentrationsverhältnisses Ligand/DNA, r_t, für 6 Titrationen von DNA mit IRM. DNA-Ausgangskonzentrationen $c_{Pt,0}$:

● — 10,2 μM; ▲ — 20,3 μM; ■ — 40,0 μM;
○ — 39,5 μM; × — 63,1 μM; △ — 74,5 μM.

Bedingungen wie in Abb. 12.

unterschiedlichen totalen DNA-Konzentrationen gehören, in einer bestimmten Weise ordnen. Dies folgt tatsächlich den theoretischen Voraussagen, gemäß derer die zu einem beliebigen gegebenen Wert von *PSS* (d. h. zu einem bestimmten r bzw. c_f) gehörenden Werte von r_t mit wachsendem c_{Pt} kleiner werden sollten. Das ist in Abbildung 14 der Fall. Eine direkte Bestimmung der Bindungsisothermen mittels der modellfreien Analyse aus derartigen Daten erfolgte für das DAM-DNA-System, für das tatsächlich Punkte auf der Bindungsisothermen gewonnen wurden, die sehr befriedigend mit der durch Ausgleichsrechnung auf der Grundlage eines Bindungsmodells erhaltenen Isothermen übereinstimmten [12].

Quantitative Bindungsparameter für die Interaktion der genannten Anthrazyklin-Antibiotika mit Kalbsthymus-DNA wurden auf der Grundlage der in 2.1.6.2. genannten kooperativen Einmechanismusbindung gemäß des Modells SLD bei gleichzeitiger Berücksichtigung der Ligandendimerisierung bestimmt (vgl. Abb. 10). Die nichtlineare Ausgleichsrechnung unter Benutzung des Programmsystems ALAU liefert hier die interessierenden Parameter K, σ, α und ε_b sowie deren statistische Fehler aus den Originalextinktionswerten der Titrationsserien. Die für die untersuchten Anthrazykline auf diese Weise erhaltenen Bindungsparameter sind in Tab. 2 [11, 12, 15, 16, 23] zusammengestellt. Aus dieser Tabelle kann entnommen werden, daß mit Ausnahme des ACM die Bindungsplatzgröße α nahe bei 3 Basenpaaren liegt, während die Bindungskonstanten des kooperativen Falls K bzw. des nichtkooperativen Falls $\sigma \cdot K$ um ca. eine Größenordnung zwischen ADM und IRM variieren. Für ACM beträgt die Bindungsplatzgröße 4 Basenpaare, außerdem ist die Kooperativität im Gleichgewichts-Bindungsverhalten merklich ausgeprägt ($\sigma = 0{,}12$) [11].

Mittels der Bindungsparameter aus Tabelle 2 können nun Titrationskurven berechnet werden, was für ADM in Abbildung 13 gezeigt wird. Sie stimmen in den meisten Fällen sehr gut mit den experimentellen Punkten überein. Dennoch sind die Fehlergrenzen für die Parameter K und σ bei ADM beträchtlich (insbesondere die für σ). Falls jedoch, etwa aus unabhängigen Untersuchungen, einer der Bindungsparameter bekannt ist oder aus anderen Gründen mit guter Sicherheit geschätzt werden kann, so verringern sich die Fehlergrenzen der übrigen Parameter in der Ausgleichsrechnung drastisch [15, 16]. Es gibt z. B. gute, u. a. stereochemische Gründe für die Annahme einer Bindungsplatzgröße von $\alpha = 3$ für die Anthrazykline DAM und ADM [36, 37]. Wenn also ein ganzzahliges α zu 3 (bzw. 4 im Falle des ACM) angenommen wird, so ergeben sich die in Tabelle 3 gezeigten Parameterwerte von K und σ [15, 16, 11, 35], deren Fehler stark reduziert sind.

Bislang gibt es in der Literatur kaum den Versuch, alle drei Parameter K, σ, und α gleichzeitig zu bestimmen, sondern meist wird Nichtkooperativität

Tabelle 3
DNA-Bindungsparameter der Anthrazyklin-Antibiotika für den Fall, daß bestimmte Werte von α oder σ fest vorgegeben werden (vgl. Text)

Antibiotikum	$10^{-5} \cdot K/M^{-1}$	σ	α/Basenpaare	$10^{-5} \cdot \sigma \cdot K/M^{-1}$
Aclacinomycin A	75,3 $\pm$ 20,0	0,11 $\pm$ 0,04	4	8,5
Adriamycin	23,2 $\pm$ 2,2	0,64 $\pm$ 0,13	3	14,9
β-Rhodomycin-II	15,4 $\pm$ 0,9	0,82 $\pm$ 0,06	3	12,7
Daunomycin	7,09 $\pm$ 0,47	0,98 $\pm$ 0,04	3	7,0
β-Rhodomycin-I	6,50 $\pm$ 0,31	0,79 $\pm$ 0,04	3	5,1
Iremycin	2,26 $\pm$ 0,46	0,58 $\pm$ 0,07	3	1,3
Adriamycin	17,3 $\pm$ 2,9	1	2,79 $\pm$ 0,10	17,3
Daunomycin	6,98 $\pm$ 0,52	1	2,99 $\pm$ 0,02	7,0

der Bindung, d. h. $\sigma = 1$, angenommen. Im allgemeinen gibt es dafür a priori keine Rechtfertigung. Wenn wir dies aber hier aufgrund der Ergebnisse aus Tabelle 2 für DAM und ADM dennoch tun, so ergeben sich die untersten Parameterwerte in Tab. 3, ebenfalls mit drastisch reduzierten Fehlergrenzen für K und α.

Es soll erwähnt werden, daß für zwei Anthrazykline, die jüngst in unserem Labor untersucht worden sind, nämlich für Carminomycin [10] und für 5-Imino-Daunomycin [17], auf der Grundlage der Einmechanismusbindung keine befriedigende Anpassung der spektrophotometrischen DNA-Bindungsdaten möglich war. Hier kam das kompetitive Zweimechanismenmodell SL2 (vgl. Abb. 11) zur Anwendung, die Ergebnisse sind weiter unten gesondert dargestellt.

Die DNA-Bindungskonstanten der untersuchten Anthrazykline sind um mindestens zwei Größenordnungen höher als ihre Dimerisierungskonstanten. Folglich dürfte es einen Bereich hinreichend kleiner freier Monomerenkonzentrationen c_m geben, in dem die Liganden-Eigenassoziation praktisch keinen Einfluß auf das DNA-Bindungsverhalten haben dürfte. Wie früher erwähnt, ist das polymerbindungszustandsspezifische Signal *PSS* nur dann eine eindeutige Funktion des Bindungsverhältnisses r, wenn andere Gleichgewichte, also etwa das Dimerisierungsgleichgewicht, vernachlässigt werden können. Um dies zu überprüfen, ist am Beispiel des IRM-DNA-Systems in Abbildung 15 für sechs Titrationen die entsprechende Auftragung von *PSS* über r gezeigt [16]. Die Werte von r wurden aus den totalen Konzentrationen c_t und c_{Pt} mittels der errechneten Bindungsparameter (Tab. 2) und Extinktionskoeffizienten bestimmt. Die gestrichelte Gerade stellt die Funktion PSS $= r\,(\varepsilon_b - \varepsilon_m)$ dar. Bis zu Werten von $|\text{PSS}| = 1300\ \text{M}^{-1}\ \text{cm}^{-1}$ oder bis $r = 0{,}2$ sind die Punkte nahe der Geraden. Dies ist zusätzlich zur Matrixranganalyse ein deutliches Anzeichen dafür, daß tatsächlich in diesem Bereich nur ein einziger Bindungsmechanismus vorhanden ist. Oberhalb dieser Werte zeigen die einzelnen Titrationen verschiedenartige Abweichungen von der Geraden in Abhängigkeit von der DNA-

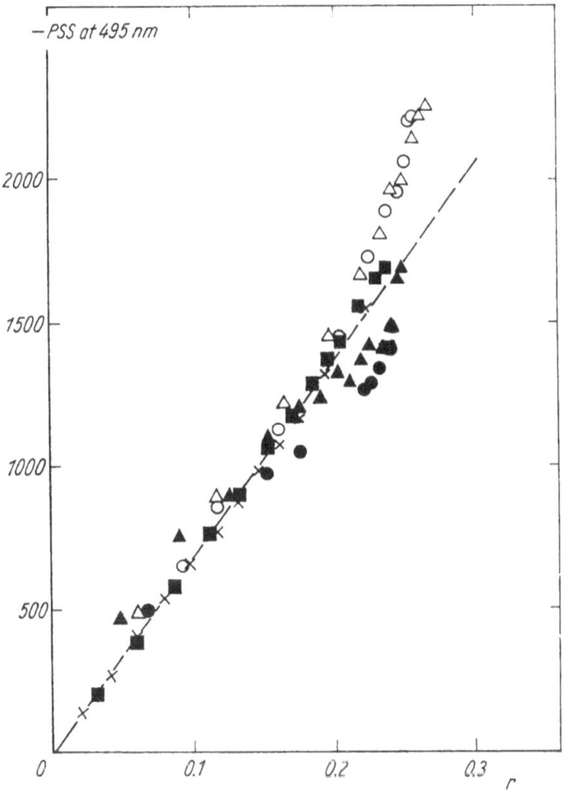

Abb. 15. PSS als Funktion von r für die 6 Titrationen von Abb. 14 im IRM-DNA-System. Die gestrichelte Gerade entspricht der Funktion PSS $= (\varepsilon_b - \varepsilon_m) \cdot r$ (siehe Text).

Konzentration. Dies kann durch Ligandendimerisierung und teilweise auch durch Adsorptionseffekte erklärt werden, während DNA-Aggregation auszuschließen ist [16]. Der Wert $r = 0{,}2$ entspricht einer freien Monomerenkonzentration von $c_m \approx 5$ µM, bei der etwa 1,2% der ungebundenen Iremycinmoleküle dimerisiert sind. Dies bedeutet, daß Liganden-Eigenassoziation in Bindungsuntersuchungen dann berücksichtigt werden muß, wenn die Konzentration an Dimeren 1% der Monomerkonzentration überschreitet. Das ist für $c_m > (200\,K_d)^{-1}$ [14, 16] der Fall. Wenn im Falle von ADM, DAM oder IRM bei der Bestimmung der Bindungseigenschaften die Ligandendimerisierung vernachlässigt wird, so erhält man deutlich andere Parameterwerte mit stark erhöhten Fehlergrenzen [14, 15].

Für ACM ist die Eigenassoziation wesentlich schwächer ausgeprägt, so daß in den Bindungsexperimenten die Bedingung $c_f \leqq (200\,K_d)^{-1}$ erfüllt blieb. Tatsächlich lieferte die Auswertung ohne Berücksichtigung der Dimerisierung Parameterwerte und auch Fehlergrenzen, die den in Tabelle 2 angegebenen sehr ähnlich sind [38].

2.2.3. Bindungskinetik

Die Wechselwirkungskinetik der Anthrazyklin-Antibiotika DAM, ADM, IRM, RHM-I und RHM-II mit Kalbsthymus-DNA wurde mittels der Temperatursprung-Relaxationsmethode untersucht [30, 35]. Entsprechend den Prinzipien dieser Methode [39] wurden die Anthrazyklin-DNA-Komplexe einer schnellen Temperaturerhöhung ausgesetzt (von 22 °C auf 26,5 °C in weniger als 40 µs). Mittels zeitaufgelöster optischer Registrierung in der Absorptionsbande der Anthrazykline wurde der Relaxationsübergang des Systems aus dem ursprünglichen in das neue Gleichgewicht verfolgt. Für die vergleichende Untersuchung der genannten Anthrazykline wurden DNA-Komplexe mit hohem Bedeckungsgrad (80%) gewählt, damit mögliche Nachbarschaftswechselwirkungen merklich werden und somit die Bestimmung der beiden unabhängigen kinetischen Parameter k_D und q (vgl. Abb. 10) im Prinzip möglich wird.

Abbildung 16b zeigt die Temperatur-Differenzspektren des untersuchten DAM-DNA-Komplexes, dessen Spektren in Abbildung 16a gegeben sind. Aus Abbildung 16c sind die spektralen Beiträge zu ersehen, die von der Temperaturabhängigkeit der Dimerisierung herrühren (als schnelles Vorgleichgewicht vernachlässigbar [40]).

Die T-Sprung-Relaxationskurve des DAM-DNA-Komplexes von Abbildung 16 ist in Abbildung 17 in zwei unterschiedlichen Zeitmaßstäben dargestellt (Punkte). Weiterhin ist die jeweils beste Anpassung des experimentellen kinetischen Verlaufs durch eine Exponentialfunktion (gestrichelt) bzw. durch eine Summe aus zwei Exponentialfunktionen (durchgehende Kurve) gezeigt, welche mittels einer nichtlinearen Ausgleichsrechnung unter Benutzung des Programmsystems ALAU bestimmt wurden. Die gesamte relaxationskinetische Kurve kann zwischen 40 µs und 200 ms, wie die Abbildung zeigt, sehr gut durch die Summe aus nur zwei Exponentialtermen beschrieben werden. Die sich dabei ergebenden Zeitkonstanten τ_1 und τ_2 sowie die zugehörigen Amplitudenfaktoren β_1 und β_2 können mit den Voraussagen der in Abschnitt 2.1. erwähnten kinetischen Theorie verglichen werden (Relaxationszeitnäherung, Dublett-

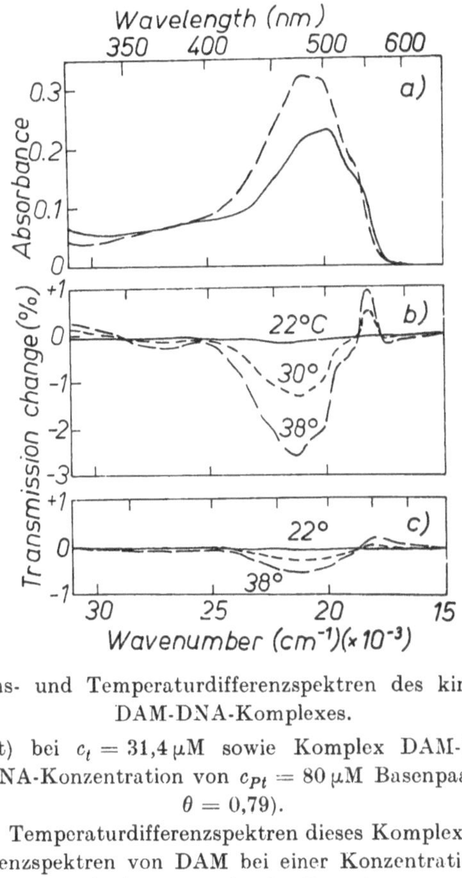

Abb. 16. Absorptions- und Temperaturdifferenzspektren des kinetisch untersuchten DAM-DNA-Komplexes.

a) DAM (gestrichelt) bei $c_t = 31{,}4\,\mu$M sowie Komplex DAM-DNA (durchgehend) mit einer totalen DNA-Konzentration von $c_{Pt} = 80\,\mu$M Basenpaare (Bedeckungsgrad $\theta = 0{,}79$).

b) Temperaturdifferenzspektren dieses Komplexes.

c) Temperaturdifferenzspektren von DAM bei einer Konzentration von $c_t = 9{,}3\,\mu$M, die der freien Ligandenkonzentration im Komplexsystem entspricht.

klausur) [30]. Im Falle des DAM-DNA-Komplexes zeigte es sich, daß nur für den Wert des kinetischen Kooperativitätsparameters $q = 1{,}4$ die Zahlenwerte von β_1 sowie von τ_2/τ_1 zwischen Theorie und Experiment gut übereinstimmen. Der Wert der Dissoziationsgeschwindigkeitskonstanten k_D ergibt sich dann aus den zu $q = 1{,}4$ gehörenden theoretischen Werten zu $k_D = 10\ \mathrm{s}^{-1}$ [30].

In Abbildung 18 ist der Grad der erhaltenen Übereinstimmung zwischen der experimentellen und der theoretischen kinetischen Kurve in einer normierten Darstellung mit logarithmischem Zeitmaßstab gezeigt. Außer dem DAM-DNA-System (Kurve a) ist auch das Ergebnis für das RHM-II-DNA-System (Kurve b) dargestellt. Hier wie auch bei den anderen Anthrazyklinen wurden die kinetischen Parameter q und k_D in analoger Weise bestimmt.

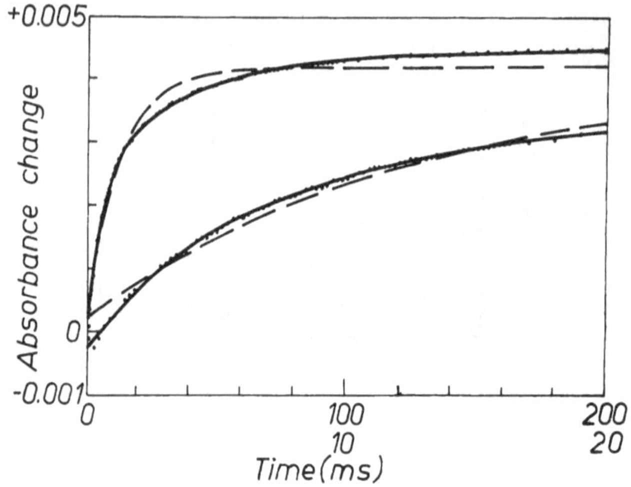

Abb. 17. Akkumulierte Temperatursprung-Relaxationskurve (Punkte) des DAM-DNA-Komplexes aus Abb. 16, dargestellt in zwei verschiedenen Zeitmaßstäben. Anpassung durch eine Exponentialfunktion (gestrichelt) sowie durch eine Summe aus zwei Exponentialfunktionen (durchgehende Kurven). Die zwei experimentellen Relaxationszeiten im letzteren Falle sind $\tau_1 = (35{,}2 \pm 0{,}7)$ ms und $\tau_2 = (5{,}2 \pm 0{,}1)$ ms.

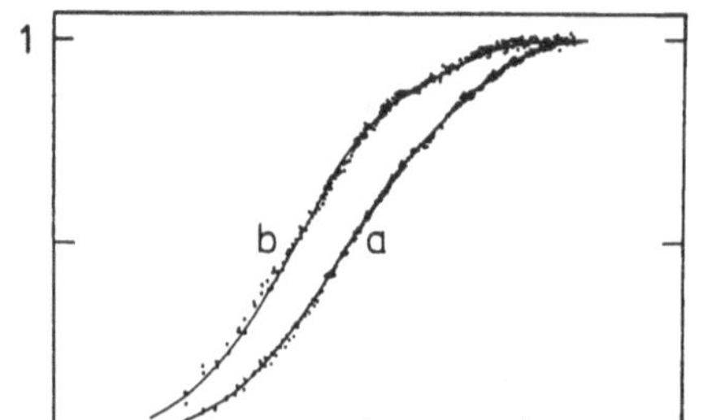

Abb. 18. Vergleich der experimentellen normierten kinetischen Kurven (Punkte) mit theoretischen Zeitverläufen:

a) DAM-DNA-Komplex aus Abb. 17, angepaßt durch die Parameter $q = 1{,}4$ und $k_D = 10\ \mathrm{s}^{-1}$.

b) RHM-II-DNA-Komplex ($c_t = 30\ \mu$M; $c_{Pt} = 107\ \mu$M; $\theta = 0{,}76$) angepaßt durch $q = 1{,}6$ und $k_D = 12{,}5\ \mathrm{s}^{-1}$.

Tabelle 4 faßt auch alle anderen Assoziations- und Dissoziationsgeschwindigkeitskonstanten für die untersuchten Systeme zusammen. Diese wurden unter Benutzung der Gleichgewichtsparameter aus Tabelle 3 (für $\alpha = 3$ Basenpaare) berechnet.

Tabelle 4

Parameter der Interaktionskinetik zwischen Anthrazyklin-Antibiotika und Kalbsthymus-DNA. Die Parameter q und k_D wurden aus Temperatursprungexperimenten an Komplexen mit hohem Besetzungsgrad erhalten (Fehlergrenzen ca. $\pm 20\%$). Die anderen Geschwindigkeitskonstanten wurden daraus mit Hilfe der Gleichgewichtsparameter K und σ errechnet

Antibiotikum	q	Dissoziationsgeschwindigkeitskonstanten (s^{-1})			Assoziationsgeschwindigkeitskonstanten ($\times 10^{-6}\ M^{-1}\ s^{-1}$)		
		isolierter Fall	einfach benachbarter Fall	doppelt benachbarter Fall	isolierter Fall	einfach benachbarter Fall	doppelt benachbarter Fall
Adriamycin	3,0	10,5	3,5	1,2	15,6	8,1	4,2
β-Rhodomycin-II	1,6	20,0	12,5	7,8	25,3	19,3	14,7
Daunomycin	1,4	14,0	10	7,1	9,7	7,1	5,2
β-Rhodomycin-I	1,9	36,1	19	10,0	21,1	12,3	8,2
Iremycin	2,5	87,5	35	14,0	11,5	7,9	5,4

Die erreichte Übereinstimmung zwischen Experiment und Theorie ist so gut daß keine Notwendigkeit besteht, kompliziertere kinetische Mechanismen ins Auge zu fassen. Das Auftreten von zwei Relaxationszeiten bei Zugrundelegung der kooperativen Einmechanismusbindung ist nicht widersprüchlich, da gemäß der allgemeinen kinetischen Theorie [30] sogar ein noch breiteres Relaxationsspektrum prinzipiell zu erwarten wäre. Zwei experimentell faßbare Relaxationszeiten entsprechen auch gut den nur geringfügigen Unterschieden zwischen den theoretischen Voraussagen der Dublett- und Triplettklausur-Näherungen [31].

Für die Anthrazyklin-Antibiotika IRM, RHM-I, DAM und ADM ergibt sich, wie Abbildung 19 zeigt, eine recht gute Proportionalität zwischen der Gleichgewichts-Bindungskonstanten K (einfach benachbarter Fall) und der reziproken Dissoziationsgeschwindigkeitskonstanten k_D^{-1}, die der mittleren statistischen Verweilzeit eines Liganden an einem DNA-Bindungsplatz entspricht. Danach verweilen ADM-Moleküle im Mittel zehnmal länger an der DNA als IRM-Moleküle, was mit einer zehnfach stärkeren Bindungskonstanten von ADM einhergeht [41, 30]. Diese Beziehung wird von RHM-II verletzt, wie aus Abbildung 19 zu ersehen ist. Wahrscheinlich modifizieren die beiden geladenen Aminozucker dieser Substanz aufgrund elektrostatischer und sterischer Effekte ihre Interaktionskinetik mit DNA signifikant.

In allen untersuchten Anthrazyklin-DNA-Systemen treten kinetische Effekte auf, die von der nächstnachbarlichen Wechselwirkung herrühren und sich in einem von 1 verschiedenen Wert des kinetischen Kooperativitätsparameters q äußern. Dies entspricht unterschiedlichen Aktivierungsenergien für die 3 Fälle (1) bis (3) in Abbildung 10. Am ausgeprägtesten ist dies für ADM der Fall. Hier

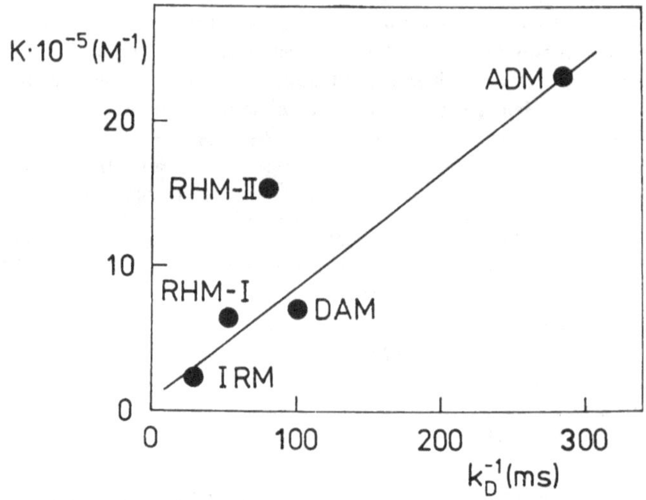

Abb. 19. Korrelation zwischen der Gleichgewichtsbindungskonstanten K und der reziproken Dissoziationsgeschwindigkeitskonstanten k_D^{-1} für die untersuchten Anthrazyklin-Antibiotika.

ist das Verhältnis der Dissoziationsgeschwindigkeitskonstanten des isolierten und doppelt benachbarten Falles $q^2 = 9$. Das bedeutet, daß ADM-Moleküle im Mittel neunmal häufiger von einem isolierten Bindungsplatz als von einem Bindungsplatz zwischen zwei gebundenen Liganden dissoziieren. Selbst bei DAM, für das im Gleichgewicht praktisch keine Kooperativität gefunden wird, beträgt dieses Verhältnis noch 2.

2.3. Interaktionen von Anthrazyklinen mit DNA nach zwei Bindungsmechanismen

2.3.1. Der Carminomycin-DNA-Komplex

Für das Antibiotikum Carminomycin treten im Gegensatz zu den anderen oben behandelten Anthrazyklinen sowohl im Gleichgewicht als auch in der Kinetik einige Besonderheiten auf [10].

Zunächst einmal gelang es nicht, die drei Gleichgewichtsparameter K, σ und α zusammen mit ε_b zu bestimmen. Die Erhöhung der Ionenstärke von 0,2 M auf 0,75 M ergab jedoch ein befriedigendes Resultat (Tab. 5). Das legte die Vermutung nahe, daß bei der niedrigeren Ionenstärke möglicherweise ein weiterer Mechanismus (beispielsweise eine Außenbindung zusätzlich zur Interkalation) ins Spiel kommt. Diese Vermutung ist naheliegend, weil auch beim Proflavin [42] und Ethidiumbromid [43] aus kinetischen Experimenten bei niedrigen Bedeckungsgraden aus dem Auftreten mehrerer Relaxationszeiten in den Temperatursprungexperimenten auf mehrere Mechanismen geschlossen wurde. Diese Schlußweise ist im Prinzip korrekt [44], obwohl nicht verschwiegen werden soll, daß in einer kürzlich erschienenen Arbeit [45] alle Relaxationszeiten bis auf eine elektrischen Feldeffekten zugeordnet wurden, d. h. für die hier angeschnittene Problematik als Artefakte anzusehen sind.

Tabelle 5

Parameter der Dimerisierung (a) und der Einmechanismenbindung (b) (Modell SLD) beim Carminomycin für zwei Ionenstärken, ε in $(\text{Mcm})^{-1}$, K in M^{-1}, α in Basenpaaren

	$I = 0{,}2$ M	$I = 0{,}75$ M
a. ε_m	13501 ± 43	13485 ± 61
ε_d	6637 ± 144	6730 ± 202
K_d	2495 ± 191	3016 ± 431
b. $K \cdot \sigma$	$8{,}8 \cdot 10^5$	$2{,}5 \cdot 10^5$
K	$(2{,}2 \pm 6{,}1) \cdot 10^5$	$(1{,}8 \pm 0{,}8) \cdot 10^5$
σ	$4{,}0 \pm 10{,}4$	$1{,}4 \pm 0{,}7$
α	$1{,}75 \pm 0{,}89$	$2{,}23 \pm 0{,}24$
ε_b	6882 ± 36	6982 ± 73

Die Anwendung des in Abbildung 11 beschriebenen Modells SL 2 brachte tatsächlich das erwartete Resultat: Die Parameterfehler für $I = 0{,}2$ M sind deutlich geringer als für $I = 0{,}75$ M (Tab. 6) und genau entgegengesetzt zu der Einmechanismusbindung nach Tabelle 5. Das legt somit den Schluß nahe, daß bei $I = 0{,}2$ M ein zweiter Mechanismus merklich wird, während dies bei der höheren Ionenstärke 0,75 M nicht der Fall ist.

Erwähnt werden muß, daß die gemessenen Daten es nicht zuließen, alle 9 Parameter von SL 2 (zusätzlich zu den 7 Bindungsparametern nach Abbildung 11 kommen noch die Extinktionskoeffizienten $\varepsilon_{b,v}$ und $\varepsilon_{b,w}$ der beiden Komplexe hinzu) gleichzeitig zu bestimmen. Deshalb wurde zusätzlich eine mögliche gegenseitige Kooperativität außer Betracht gelassen (d. h. $\hat{\sigma} = 1$ gesetzt) und die Bindungsplatzgröße der Außenbindung mit genau einem Basen-

Tabelle 6

Bindungsparameter nach zwei Mechanismen (Modell SL 2) für Carminomycin bei unterschiedlichen Ionenstärken ($\hat{\sigma} = 1$ und $\alpha_w = 1$ vorausgesetzt), ε in $(\text{Mcm})^{-1}$, K in M^{-1}, α in Basenpaaren

	$I = 0{,}2$ M	$I = 0{,}75$ M
$K_v\sigma_v$	$7{,}5 \cdot 10^5$	$2{,}1 \cdot 10^5$
K_v	$(9{,}9 \pm 4{,}1) \cdot 10^5$	$(3{,}6 \pm 25{,}6) \cdot 10^4$
σ_v	$0{,}8 \pm 0{,}4$	$5{,}9 \pm 42$
α_v	$2{,}49 \pm 0{,}34$	$1{,}57 \pm 1{,}52$
$\varepsilon_{b,v}$	6760 ± 135	6839 ± 97
$K_w\sigma_w$	$2{,}1 \cdot 10^4$	$1{,}3 \cdot 10^3$
K_w	$(2{,}2 \pm 1{,}0) \cdot 10^5$	$(2{,}1 \pm 0{,}2) \cdot 10^5$
σ_w	$0{,}1 \pm 0{,}2$	$(6{,}4 \pm 5{,}2) \cdot 10^{-3}$
$\varepsilon_{b,w}$	9481 ± 906	10546 ± 115

paar ($\alpha_w = 1$) vorausgesetzt. Der Einfluß der Eigenassoziation wurde ebenso wie in Tabelle 5 und wie bei allen anderen hier behandelten Anthrazyklinen berücksichtigt.

Für die Auswertung der kinetischen Experimente ergibt sich nun sofort das Problem, daß gerade für die hier besonders interessierende Ionenstärke 0,2 M ebenfalls ein Modell für zwei Bindungsmechanismen zugrunde gelegt werden sollte, ein solches kinetisches Modell aber nicht zur Verfügung steht. Wir gehen deshalb von der Annahme aus, daß der zweite Mechanismus für die Bindungskinetik vernachlässigbar ist. Die Schätzung der Bindungsparameter für ganzzahliges α, wie sie für die Auswertung der kinetischen Experimente notwendig ist [16, 30], liefert zudem vernünftige Fehler für die anderen Parameter (Tab. 3). Allerdings legen die Auswertungen der Gleichgewichtsuntersuchungen eine Bindungsplatzgröße von zwei Basenpaaren nahe [10] — eine weitere Besonderheit des Carminomycins gegenüber den anderen hier angeführten Anthrazyklinen.

Tabelle 7

Die zwei Paare kinetischer Parameter des Carminomycin-DNA-Komplexes, aus Temperatursprungexperimenten bei unterschiedlichen Ionenstärken bestimmt [10]

	$I = 0{,}2$ M	$I = 0{,}75$ M
Kinetische	$q = 1{,}5$	$q = 1{,}5$
Kooperativität	$k_D = 26\ s^{-1}$	$k_D = 38\ s^{-1}$
Kinetische	$q = 0{,}09$	$q = 0{,}14$
Antikoop.	$k_D = 12\ s^{-1}$	$k_D = 38\ s^{-1}$

Als dritter Unterschied ist zu erwähnen, daß die Auswertung der Temperatursprungkinetik für zwei Werte des kinetischen Kooperativitätsparameters q die Experimente gleich gut wiedergibt (Tab. 7), eine eindeutige Festlegung der kinetischen Parameter also nicht möglich ist und zwar für die beiden hier untersuchten Ionenstärken.

Der Vergleich mit den anderen Anthrazyklinen, deren kinetische Kooperativitätsparameter größer als eins sind, legt nahe, auch hier den größeren Wert von q zu wählen (Tab. 4), eine Vorgehensweise, die nicht ganz frei von Willkür ist.

2.3.2. Der 5-Iminodaunomycin-DNA-Komplex

Dieses halbsynthetische Daunomycinderivat, 5-Iminodaunomycin (5-IMM, Abb. 4), zählt zu der optimierten 2. Generation der Anthrazykline insofern, als seine Kardiotoxizität und Mutagenität erniedrigt sind. Verbesserte metabolische Eigenschaften zeigten sich durch das Ausbleiben der Bildung freier Radikale [48] und in einer deutlich verringerten Bildung von H_2O_2 bei der elektrochemischen Reduktion und Reoxidation [49].

Hinsichtlich der Pharmakokinetik weist 5-Iminodaunomycin hohe Raten der zellulären Aufnahme und Abgabe auf, wodurch im Vergleich zu Adriamycin die Anzahl der Einzelstrangbrüche der DNA erhöht ist [50]. In Untersuchungen seiner Wechselwirkung mit DNA wurde eine geringere Erhöhung des T_m-Wertes gefunden als bei Adriamycin und Daunomycin [47], jedoch ein ähnliches Verhalten hinsichtlich der Verdrängung von Acridinorange von RT-29 DNA [51].

Im Falle des 5-Iminodaunomycins erwies sich die Verwendung eines Bindungsmodells mit zwei Mechanismen als notwendig. Abschließend sollen die Wechselwirkungsparameter des 5-Iminodaunomycins mit denjenigen der Anthrazykline der ersten Generation verglichen werden.

2.3.2.1. Das Modell der Eigenassoziation

Die Untersuchung der Eigenassoziation durch spektrophotometrische Titration des Liganden in die reine Pufferlösung geht der Bindungsuntersuchung voraus. Um ein für die Auswertung geeignetes Modell der Eigenassoziation zu finden, wird üblicherweise eine Auftragung des scheinbaren Extinktionskoeffizienten über der totalen Ligandenkonzentration (Abb. 20) verwendet. Der relativ niedrige Wert der totalen Ligandenkonzentration c_t, bei dem der scheinbare Extinktionskoeffizient ε_{app} sich zu ändern beginnt, zeigt einen relativ hohen Wert der Eigenassoziationskonstanten an. Der nichtmonotone Verlauf von ε_{app} bei der Wellenzahl $\tilde{\nu}_3 = 16500\ \mathrm{cm}^{-1}$ weist auf ein Eigenassoziationsverhalten hin, das komplizierter ist als eine Dimerisierung. Wir haben zwei

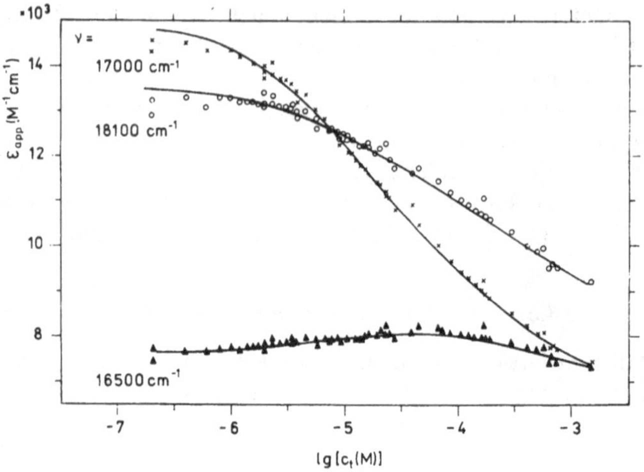

Abb. 20. Zweckmäßige Auftragung der Daten der spektrophotometrischen Titration zur Eigenassoziation des Liganden bei drei ausgewählten Wellenzahlen für die Wahl des Eigenassoziationsmodells.
Ordinate: scheinbarer Extinktionskoeffizient des Liganden
Abszisse: totale Konzentration des Liganden.

verschiedene Modelle einer unbegrenzten eindimensionalen Eigenassoziation getestet, die in dem Abschnitt 2.1. beschrieben sind, und zwar 1. ein Modell der nächst- und übernächstnachbarlichen Wechselwirkung im Assoziat (SEA) und 2. ein Modell der Assoziation von Dimeren (SADI). Die Ergebnisse der Parameterschätzungen in diesen Modellen aus den spektrophotometrischen Titrationen für die Eigenassoziation sind in der Tabelle 8 zusammengestellt.

Aus dieser Tabelle ist ersichtlich, daß die verschiedenen Beiträge zu ε_{app} durch diese Eigenassoziationsmodelle getrennt werden. Ebenso wie in [14] wurde die Existenz von drei Basisspektren mit der gleichen Bedeutung wie in [14] angenommen, während sich aber das dort verwendete Eigenassoziationsmodell, das sogenannte isodemische Modell, von den hier verwendeten Modellen 1 und 2 unterscheidet.

Erwartungsgemäß sind die Werte von K_1 und K_D relativ hoch. Die ermittelten Werte von K_2 und K_A zusammen mit ihren Fehlergrenzen beweisen, daß die Daten weder nach dem Dimerisierungsmodell noch nach dem isodemischen Modell ausgeglichen werden können. Eine Entscheidung zwischen Modell 1 und Modell 2 kann auf Grund der Messungen in dem gewählten Konzentrationsbereich nicht gefällt werden. Wir haben uns für Modell 1 entschieden, weil die Bevorzugung einer Dimerenbildung in Modell 2 auf Grund einer Stereospezifität der assoziierenden Monomeren für 5-Iminodaunomycin nicht nachgewiesen ist.

Tabelle 8

Ergebnisse der Parameterschätzung mit den Eigenassoziationsmodellen SEA und SADI aus den spektrophotometrischen Titrationen zur Eigenassoziation des Liganden bei drei ausgewählten Wellenzahlen: Eigenassoziationskonstanten und Extinktionskoeffizienten der Basisspektren

Modell 1 $K_1 = (4{,}83 \pm 0{,}32)\ 10^4\ M^{-1}$ $K_2 = 0{,}332 \pm 0{,}035$

	ε_{mon}	ε_{dim}	ε_{inf}	
$\tilde{\nu}_1$	13552 ± 34	11026 ± 120	7393 ± 193	$M^{-1}\ cm^{-1}$
$\tilde{\nu}_2$	14932 ± 59	8392 ± 184	6182 ± 100	
$\tilde{\nu}_3$	7657 ± 33	8530 ± 43	6220 ± 160	

Modell 2 $K_D = (4{,}41 \pm 0{,}28)\ 10^4\ M^{-1}$ $K_A = (4{,}99 \pm 0{,}87)\ 10^3\ M^{-1}$

	ε_{mon}	ε_{dim}	ε_{inf}	
$\tilde{\nu}_1$	13631 ± 34	10657 ± 97	7715 ± 113	$M^{-1}\ cm^{-1}$
$\tilde{\nu}_2$	14998 ± 63	8954 ± 141	6553 ± 76	
$\tilde{\nu}_3$	7695 ± 31	8405 ± 40	6331 ± 108	

Im übrigen ist bei der vorliegenden gleich guten Qualität der Datenausgleiche nach beiden Modellen die Modellwahl von geringem Einfluß auf die Bindungsparameter, an denen wir hauptsächlich interessiert sind. Am wichtigsten ist das Ergebnis, daß die Eigenassoziationstendenz des 5-Iminodaunomycins um ein bis zwei Größenordnungen höher ist als diejenige der Anthrazykline der ersten Generation.

2.3.2.2. Die bindungsmodellfreie Analyse

Die erste Methode, die wir anwandten, ist die im Abschnitt 2.1. über Datenauswertung als BMFA III bezeichnete rechnergestützte punktweise Konstruktion der Bindungsisothermen aus gemessenen Extinktionen von drei Titrationsreihen bei einer ausgewählten Wellenzahl $\tilde{\nu}_i$. Der Wert des Extinktionskoeffizienten ε_b des an DNA gebundenen Liganden bei dieser Wellenzahl muß im voraus bekannt sein. Wenn dieser Wert im gesamten Konzentrationsbereich richtig ist, stimmen die zu den drei Titrationsreihen gehörenden Bindungsisothermen vollständig überein. Es zeigte sich aber, daß es nur für den Anfangsteil der Fall ist, während in ihrem Endteil die drei Bindungsisothermen divergieren. Hierin liegt ein erster Hinweis, das Auftreten eines zweiten Bindungsmechanismus anzunehmen, für den ε_b einen anderen Wert hat. Außerdem kann man aus der Streuung in dieser Auftragung Ausreißer erkennen und ausmerzen.

Die zweite von uns eingesetzte Methode ist die als BMFA II bezeichnete stückweise Darstellung der Bindungsisothermen durch Parabeln, die in einander überlappenden Konzentrationsbereichen den Verlauf der Bindungsisothermen angleichen. Dieses ebenfalls rechnergestützte Verfahren wurde numerisch stabil erst nach Einbeziehung der Extinktionsdaten bei allen drei Wellenzahlen. Außer der Bindungsisothermen kann auch der Verlauf der ε_b-Werte bei den drei Wellenzahlen innerhalb des Konzentrationsbereiches der Bindungsisothermen ermittelt werden. Sowohl der Wiederanstieg der Bindungsisothermen in ihrem Endteil als auch der nicht konstante Verlauf der ε_b-Werte sind wiederum Hinweise auf einen zweiten Bindungsmechanismus. Die dritte von uns benutzte Methode ist die graphische Version von BMFA I. Bei diesem Verfahren werden die Bindungsisotherme und der Verlauf von ε_b gewonnen aus geometrischen Betrachtungen, die auf der Ligandenbilanzgleichung und der Gleichung für die gemessene Extinktion fußen, in einer gemeinsamen Auftragung von Eigenassoziations- und Bindungsdaten über c_t. Wiederum können die Kennzeichen einer Bindung nach zwei Mechanismen gut erkannt werden (Abb. 21).

Besonders wichtig ist die Tatsache, daß bei jeder der drei Methoden der bindungsmodellfreien Analyse die Eigenassoziation berücksichtigt wird. Dadurch wird das Auftreten eines zweiten Bindungsmechanismus aus dem reinen Bindungsverhalten erschlossen, das bereits vom Eigenassoziationsverhalten abgetrennt worden ist. Die hohe Eigenassoziationstendenz legt die Vermutung nahe, daß es sich bei dem zweiten Bindungsmechanismus um die Außenbindung von Assoziaten handelt.

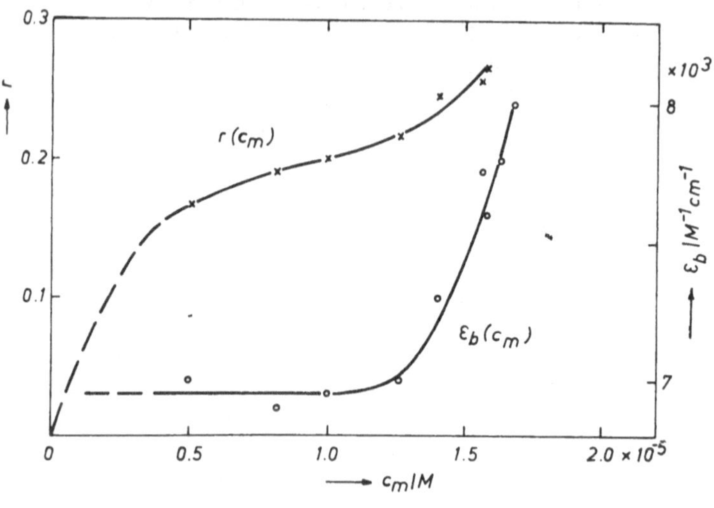

Abb. 21. Modellfreie Analyse der Bindungsdaten nach der graphischen Version von BMFA I für die Wahl des Bindungsmodells.

Verlauf der Bindungsisothermen $r(c_m)$ und des effektiven Extinktionskoeffizienten $\varepsilon_b(c_m)$ des gebundenen Liganden bei der Wellenzahl $\tilde{\nu}_2 = 18100\ \mathrm{cm}^{-1}$.

2.3.2.3. Bindungsuntersuchungen auf der Grundlage von Bindungsmodellen

Wir haben ein thermodynamisches Modell für die Bindung eines Liganden an ein Polymer nach zwei Mechanismen entwickelt, das im Abschnitt 2.1. über Datenauswertung beschrieben ist. Die Parameter dieses Modells wurden geschätzt aus spektrophotometrischen Titrationen des Liganden in eine Lösung des Polymers. Dabei wurde, ebenso wie bei der modellfreien Analyse, die simultane Eigenassoziation berücksichtigt. Diese Art von Datenanalyse wurde in unserem Rechenprogramm für nichtlineare Regression (ALAU) verwirklicht mittels eines problemspezifischen Unterprogramms, das die Kombination eines beliebigen Bindungsmodells mit einem beliebigen Eigenassoziationsmodell gestattet. Die Ergebnisse der Parameterschätzung sind in Tabelle 9 zusammengestellt.

Tabelle 9

Ergebnisse der Parameterschätzung mit dem Bindungsmodell für zwei Mechanismen v und w aus den spektrophotometrischen Titrationen zur Bindung des Liganden bei den gleichen drei ausgewählten Wellenzahlen:

Bindungskonstanten, Kooperativitätsparameter, Bindungsplatzgrößen und Extinktionskoeffizienten des gebundenen Liganden nach den Mechanismen v und w.

1. Spalte: σ_w vorgegeben
2. Spalte: a_v und a_w vorgegeben
3. Spalte: Zwischenzustand der Parameterschätzung zu Vergleichszwecken

		1. Lauf	2. Lauf	Vergleichsdaten zum Carminomycin
	K_v =	$(4{,}31 \pm 1{,}18)\ 10^5\ M^{-1}$	$(3{,}42 \pm 0{,}68)\ 10^5\ M^{-1}$	$21{,}7\ 10^5\ M^{-1}$
	K_w =	$(2{,}75 \pm 0{,}60)\ 10^5\ M^{-1}$	$(1{,}98 \pm 0{,}37)\ 10^5\ M^{-1}$	$1{,}43\ 10^5\ M^{-1}$
	σ_v =	$0{,}24 + 0{,}09$	$0{,}35 + 0{,}07$	$0{,}74$
	σ_w =	$0{,}0025$	$0{,}0084 \pm 0{,}050$	$7{,}3\ 10^{10}$
	$\hat{\sigma}$ =	$0{,}135 \pm 0{,}126$	$0{,}18 \pm 0{,}71$	$1{,}35\ 10^{-4}$
	α_v =	$4{,}30 \pm 0{,}61$	4	3
	α_w =	$2{,}48 \pm 0{,}39$	2	1
$\tilde{\nu}_1$	ε_{bv} =	$(7{,}16 \pm 0{,}23)\ 10^3$	$(7{,}17 \pm 0{,}44)\ 10^3$	$7{,}69\ 10^3$
	ε_{bw} =	$(9{,}17 \pm 0{,}26)\ 10^3$	$(9{,}60 \pm 0{,}38)\ 10^3$	$1{,}03\ 10^4$
$\tilde{\nu}_2$	ε_{bv} =	$(7{,}01 \pm 0{,}20)\ 10^3$	$(7{,}06 \pm 0{,}31)\ 10^3$	$7{,}48\ 10^3$
	c_{bw} =	$(8{,}11 \perp 0{,}15)\ 10^3$	$(8{,}70 \perp 0{,}35)\ 10^3$	$8{,}95\ 10^3$
$\tilde{\nu}_3$	ε_{bv} =	$(1{,}10 \pm 0{,}13)\ 10^4$	$(1{,}10 \pm 0{,}016)\ 10^4$	$1{,}09\ 10^4$
	ε_{bw} =	$(1{,}08 \pm 0{,}42)\ 10^4$	$(1{,}06) \pm 0{,}049)\ 10^4$	$9{,}24\ 10^3$
	$K_v\sigma_v$ =	$1{,}03\ 10^5\ M^{-1}$	$1{,}20\ 10^5\ M^{-1}$	$1{,}61\ 10^5\ M^{-1}$

Die Parameterschätzung ist hier schwieriger als in einem Modell mit nur einem Bindungsmechanismus wegen der höheren Anzahl der Parameter. Um die gleiche statistische Sicherheit ihrer Bestimmung zu erreichen, werden hier viel mehr Meßpunkte benötigt. Auf der Grundlage von Messungen bei drei Wellenzahlen, die 270 Meßpunkte umfaßten, gelang es uns, fast alle Modellparameter zu schätzen. In einem ersten Lauf (erste Spalte) wurde σ_w auf einem kleinen Wert festgehalten und α_v und α_w in die Parameterschätzung einbezogen. In einem zweiten Lauf (zweite Spalte) wurden α_v und α_w auf den Werten 4 bzw. 2 festgehalten, wodurch σ_w mitgeschätzt werden konnte, jedoch, wie erwartet, mit geringer statistischer Sicherheit. Die Parameterwerte, die den Werten $\alpha_v = 3$ und $\alpha_w = 1$ entsprechen (dritte Spalte), stellen einen Zwischenzustand der Parameterschätzung dar und werden nur zu Vergleichszwecken angegeben, weil diese α-Werte angenommen wurden im Falle der Bindung nach zwei Mechanismen des Carminomycins [10].

Aus diesen Ergebnissen kann man den Schluß ziehen, daß das Auftreten eines zweiten Bindungsmechanismus erwiesen ist. Die Parameterwerte sowohl des Mechanismus v als auch des Mechanismus w sind physikalisch ganz vernünftig und werden deshalb als verläßlich angesehen in der folgenden Diskussion.

2.3.2.4. Die Interpretation der Wechselwirkungsparameter

K_v ist etwas größer als K_w. Dieses Ergebnis war physikalisch zu erwarten; es bedeutet, daß die Interkalation stärker ist als die Außenbindung. Trotzdem wird die Außenbindung schließlich die Interkalation überwiegen, weil sie weniger Platz benötigt ($\alpha_w = 2$, $\alpha_v = 4$) [33]. Da jedoch die Eigenassoziationstendenz sehr hoch ist, lassen sich ausreichend hohe Werte von c_m, der freien Ligandenkonzentration, experimentell kaum erreichen. Während die Interkalation nur leicht kooperativ ist ($\sigma_v < 1$), ist die Außenbindung deutlich kooperativ ($\sigma_w \ll 1$). In Übereinstimmung damit ist die Annahme, daß es Assoziate sind, die außen an das Polymer binden. $\hat{\sigma} < 1$ beschreibt eine gewisse gegenseitige Kooperativität der beiden Bindungsmechanismen, die auch schwach ist. Eine Schwierigkeit der Parameterschätzung besteht darin, daß die Werte von ε_{bw} nicht sehr verschieden sind von den Werten der Parameter $\varepsilon_{\mathrm{dim}}$ und $\varepsilon_{\mathrm{inf}}$ des Eigenassoziationsmodells. Wenn aber die optische Anzeige der gebundenen und der ungebundenen Assoziate ähnlich ist, wird die Außenbindung kaum durch die Optische Spektroskopie erkannt werden können.

2.3.2.5. Vergleich mit Anthrazyklinen der ersten Generation

Unter den Anthrazyklinen der ersten Generation ist es Carminomycin, von dem das Auftreten zweier Bindungsmechanismen bei einer Ionenstärke von 0,2 M berichtet wurde, während bei der Ionenstärke von 0,75 M nur ein Bindungsmechanismus existiert (Abschnitt 2.3.1.) [10]. Im Gegensatz zu 5-IMM ist dort K_v um eine Größenordnung höher als K_w. Im Falle des Carminomycins ist die Eigenassoziationstendenz viel schwächer, und folglich ist die Kooperativität (σ_w) der Außenbindung ebenfalls schwächer. Der Vergleich mit den Anthrazyklinen, die nur einen Bindungsmechanismus aufweisen, muß hinsichtlich des Bindungsmechanismus v angestellt werden. Sowohl K_v als auch $K_v\sigma_v$ sind bei 5-IMM in der gleichen Größenordnung wie die entsprechenden Parameter bei Iremycin [16], das sich als therapeutisch wenig wirksam erwiesen hat. Da die Bindungskonstante des Iremycins für DNA merklich geringer ist als diejenigen von Adriamycin und Daunomycin [16], können wir die Behauptung von GLAZER et al. [51], daß das Bindungsverhalten von Adriamycin und 5-Iminodaunomycin ähnlich sei, nicht bestätigen. Aus diesen Befunden kann geschlossen werden, daß die ausgezeichnete therapeutische Wirksamkeit des 5-Iminodaunomycins nicht nur von seinen Bindungseigenschaften herrührt. Vielmehr geht sie darauf zurück, daß es wegen seiner verminderten Toxizität in höheren Dosen verabreicht werden kann, und auf seine verbesserten pharmakokinetischen Eigenschaften. Eine Korrelation zwischen der Bindungskonstanten und der therapeutischen Wirksamkeit ist daher nur in einer struktur- und mechanismusverwandten Untergruppe zu erwarten [52]. Beispielsweise wird das 5-IMM nach einem anderen Mechanismus reduziert (vgl. Kapitel 1) als die Stammsubstanz.

Vielleicht erlauben Messungen bei höherer Ionenstärke die Bindungsmechanismen besser zu trennen, weil Außenbindung unter dieser Bedingung unterdrückt ist.

Die Schwierigkeit der ähnlichen optischen Anzeige gebundener und nicht gebundener Assoziate kann überwunden werden durch die Verwendung solcher Methoden wie Dialyse, Sedimentationsdialyse oder Verteilungsanalyse.

2.4. (Sequenz)-Spezifität

Bei allen bisher diskutierten Bindungsuntersuchungen wurde die DNA durch eine homogene Kette von Bindungsplätzen modelliert. Tatsächlich gibt es aber durch die Existenz von AT- und GC-Basenpaaren eine Sequenzheterogenität in dem DNA-Molekül, die das Bindungsverhalten der Liganden beeinflussen kann. Dieser Tatbestand ist anhand von Bindungsuntersuchungen mit DNA unterschiedlichen GC-Gehaltes und mit doppelsträngigen Polynukleotiden definierter Basensequenz experimentell zu prüfen, bevor ein theoretisch aufwendiges Bindungsmodell für eine heterogene Kette entwickelt und angewendet wird. Erste Bindungsuntersuchungen an Iremycin-Komplexen mit Sequenzpolymeren [53] weisen auf eine AT-Spezifität dieses Anthrazyklins hin.

Literatur

[1] Chaires, J. B.: Biochemistry **23** (1983), 4204

[2] Chaires, J. B., Dattagupta, N., und Crothers, D. M.: Biochemistry **21** (1982), 3933

[3] Phillips, D. R., DiMarco, A., und Zunino, F.: Eur. J. Biochem. **85** (1978), 487

[4] Winkle, St. A., Rosenberg, L. S., und Krugh, Th. R.: Nucleic Acid Research **10** (1982), 8211

[5] Yielding, L. W., Yielding, K. L., und Donoghue, J. E.: Biochemistry **23** (1984), 83

[6] Gatti, C., Houssier, C., und Fredericq, E.: Biochim. Biophys. Acta **407** (1975), 308

[7] Halfman, C. J., und Nishida. T.: Biochemistry **11** (1972), 3493

[8] Reinert, K. E.: Biochim. Biophys. Acta **319** (1973), 135

[9] Revet, B. M. J., Shmir, H., und Vinograd, J.: Nature New Biol. **229** (1971), 10

[10] Förster, W., Stutter, E., und Salyanov, V. I.: studia biophysica **104** (1984), 45

[11] Katenkamp, U., Stutter, E., Petri, I., Gollmick, F. A., und Berg, H.: J. Antibiotics **36** (1983), 1222

[12] Schütz, H., Gollmick, F. A., und Stutter, E.: studia biophysica **75** (1979), 147

[13] Schütz, H., und Stutter, E.: studia biophysica **79** (1978), 99

[14] Schütz, H., und Stutter, E.: studia biophysica **97** (1983), 35

[15] Stutter, E., Gollmick, F. A., und Schütz, H.: studia biophysica **88** (1982), 131

[16] Walter, A., Schütz, H., und Stutter, E.: Int. J. Biol. Macromol. **5** (1983), 351

[17] Weller, K., Schütz, H., und Katenkamp, U.: studia biophysica **104** (1984), 37

[18] Quadrifoglio, F., Ciana, A., und Manzini, G.: Int. J. Biol. Macromol. **4** (1982), 413

[19] Wallace, R.: J. Phys. Chem. **64** (1960), 899

[20] Wallace, R., und Katz, S. M.: J. Phys. Chem. **68** (1964), 3890

[21] Weller, K., Schütz, H., und Petri, I.: Biophys. Chem. **19** (1984), 289

[22] Reinert, K. E.: Biophys. Chem. **13** (1981), 1

[23] Stutter, E., Walter, A., Förster, W., und Fleck, W. F.: in Vorbereitung

[24] Schütz, H., Weller, K., und Petri, I.: studia biophysica **40** (1973), 77

[25] Schütz, H.: studia biophysica **45** (1974), 121

[26] Schwarz, G., und Watanabe, F.: J. molecular Biol. **163** (1983), 467

[27] McGhee, J. D., und v. Hippel, P. H.: J. Mol. Biol. **86** (1974), 469

[28] Zimm, B. H., und Bragg, J. K.: J. Chem. Phys. **31** (1959), 526

[29] Stutter, E., und Schütz, H.: studia biophysica **66** (1977), 1

[30] Förster, W., und Stutter, E.: Int. J. Biol. Macromol. **6** (1984), 114

[31] Stutter, E.: studia biophysica **68** (1978), 79 und microfiche 1/1—18

[32] Schütz, H., und Stutter, E.: studia biophysica **82** (1981), 113

[33] Weller, K., Schütz, H., und Petri, I.: Biophys. Chem. **19** (1984), 299

[34] Ramstein, J., Leng, M., und Kallenbach, N. R.: Biophys. Chem. **5** (1976), 319

[35] Stutter, E., Walter, A., Förster, W., und Ihn, W.: studia biophysica **104** (1984), 35

[36] QUIGLEY, G. J., WANG, A. H. J., UGHETTO, G., VAN DER MAREL, G., VAN BOOM, J. H., und RICH, A.: Proc. Natl. Acad. Sci. USA **77** (1980), 7204

[37] WALTER, A.: Biomedica Biochimica Acta **44** (1985), 1321

[38] STUTTER, E.: Unveröffentlichte Ergebnisse

[39] EIGEN, M., DE MAEYER, L.: in „Techniques of Organic Chemistry" (Ed. A. WEISSBERGER), Vol. VIII, Part 2, Wiley, New York (1963) 895

[40] STUTTER, E., und FÖRSTER, W.: studia biophysica **75** (1979), 199

[41] BAUER, E., FÖRSTER, W., GOLLMICK, F. A., SCHÜTZ, H., STUTTER, E., WALTER, A., und BERG, H.: studia biophysica **87** (1982), 207

[42] LI, H. J., und CROTHERS, D. M.: J. Mol. Biol. **39** (1969), 461

[43] BRESLOFF, J. L., und CROTHERS, D. M.: J. Mol. Biol. **95** (1975), 103

[44] STUTTER, E.: studia biophysica **89** (1982), 107

[45] MARCANDALLI, B., WINZEK, C., und HOLZWARTH, J. F.: Ber. Bunsenges. Phys. Chem. **88** (1984), 368

[46] SCHÜTZ, H., STUTTER, E., WELLER, K., und PETRI, I.: studia biophysica **104** (1984), 23

[47] TONG, G. L., HENRY, D. W., und ACTON, E. M.: J. Med. Chem. **22** (1979), 36

[48] PIETRONIGRO, D. D., MCGINNESS, J. E., KOREN, M. J., CRIPPA, R., SELIGMAN, M. L., und DEMOPOULOS, H. B.: Physiol. Chem. Phys. **11** (1979), 405

[49] TRESSELT, D., IHN, W., HORN, G., und BERG, H.: Pharmazie **39** (1984), 417

[50] JOHNSTON, J. B., ZWELLING, L. A., KERRIGAN, D., LLOYD, L. S., und GLAZER, R. I.: Biochem. Pharmacol. **32** (1983), 2255

[51] GLAZER, R. I., HARTMAN, K. D., und RICHARDSON, C. L.: Cancer Res. **42** (1982), 117

[52] OKI, T.: studia biophysica **104** (1984), 169

[53] STUTTER, E. und WALTER, A.: studia biophysica **114** (1986) 245

3. ZUR TOPOLOGIE VON ANTHRAZYKLIN-DNA KOMPLEXEN

3.1. Infrarot-spektroskopische und Röntgenbeugungs-Untersuchungen

Die Untersuchungen von Komplexen der DNA mit einer Reihe von Anthrazyklin-Antibiotika unter Verwendung der IR-Spektroskopie und der Röntgendiffraktionsanalyse (XDA) wurden mit dem Ziel durchgeführt, Strukturen von Nukleinsäure-Ligand-Komplexen aufzuklären. Die Spezifik beider Methoden erfordert dabei den Einsatz der Meßproben im festen Aggregatzustand; während dieser Umstand bei der Röntgenbeugung keiner näheren Erläuterung bedarf, geht es bei der IR-Spektroskopie darum, den Wassergehalt der Proben niedrig zu halten, um die starken H_2O-Banden in ihrer Intensität auf ein solches Maß zu beschränken, daß interessierende benachbarte Spektralbereiche nicht überdeckt werden (wie es in wäßrigen Lösungen der Fall ist). Die Notwendigkeit, feste Proben zu untersuchen, ist nun aber kein Nachteil, nähert man sich dadurch doch den im Organismus (Zellkern) existierenden Bedingungen, wo die DNA im Chromatin in einer kondensierten Form vorliegt, weitgehend an. Benutzt man außerdem — wie in der XDA — auch in der IR-Spektroskopie orientierte Proben (Filme), so läßt sich der Lineardichroismus (IR-LD) zur Ermittlung quantitativer geometrischer Parameter anwenden. Die gekoppelte Anwendung beider physikochemischer Meßmethoden ist wegen der zu erwartenden Komplementarität ihrer Ergebnisse von besonderem Wert.

3.1.1. Methodisches

Tabelle 10 zeigt, welche Anthrazykline im einzelnen mit DNA bei welchen molaren Bindungsverhältnissen r_t (Ligand/Nukleotid) komplexiert worden sind, wie die Präparation erfolgte und welche Methoden jeweils angewendet wurden. Systematische IR-LD-Untersuchungen erfolgten mit Daunomycin (DAM), Adriamycin (ADM), Aclacinomycin A (ACM) und Violamycin BI (VBI). In allen diesen Fällen wurden die orientierten Filme durch manuelles Ausstreichen mit einem Plastespatel aus einem wäßrigen Gel der Substanz hergestellt. Weiterhin konnten manchmal auch Filme gemessen werden, die nach dem sogenannten Naßspinnverfahren für Biopolymere produziert worden waren (Hersteller: Dr. A. Rupprecht, Arrhenius-Labor der Universität Stock-

Tabelle 10

Überblick über Präparationsmethoden, Meßverfahren und Konzentrationsverhältnisse für die untersuchten DNA-Anthrazyklin-Komplexe

Anthrazyklin, Abkürzung	r_t	Präparations-methode	Untersuchungs-methode	Lit.-Zitat
Adriamycin, ADM	0,04; 0,08	Ausstreichen von Hand	IR, IR-LD	[1]
Daunomycin, DAM	0,02; 0,04; 0,08			
Aclacinomycin A, ACM				
Iremycin, IM	0,05	Naßspinnen	IR-LD	[2]
	0,015			
Violamycin BI, VBI	0,03–0,20	Ausstreichen	IR-LD	[3]
	0,03–0,14	Ziehen von Fasern (vgl. [4])	XDA	

holm) und sich durch verbesserte Eigenschaften (höhere Orientierung, bessere Reproduzierbarkeit bei allerdings geringerer mechanischer Stabilität) auszeichnen [5]. Die vergleichenden XDA-Untersuchungen wurden bislang nur an orientierten Fasern des Violamycin BI-DNA-Komplexes (von T. Räim, Inst. experim. Biologie der Akad. d. Wiss. der Estn. SSR in Tallinn) mit einem Röntgendiffraktometer vom Typ URS-60 durchgeführt.

Infrarot-Lineardichroismus

Die Messung der IR-LD-Spektren erfogte an einem Gitterspektrophotometer vom Typ PERKIN-ELMER, Modell 325, welches mit einem Drahtgitter-Polarisator (auf AgBr) ausgerüstet ist. Die Auswertung der Spektren geschah nach dem Algorithmus von Fraser [6], wonach das dichroitische Verhältnis R, bestimmt aus dem Quotienten der Extinktionen am Maximum einer interessierenden Bande bei senkrechter bzw. paralleler Einstellung des elektrischen Vektors der polarisierten Infrarotstrahlung bezüglich der Orientierungsrichtung der Probe (die im Falle von DNA und DNA-Komplexen mit der Helixachse des Biopolymeren gleichzusetzen ist), $E_{\perp}$ bzw. $E_{\parallel}$, durch die folgende Gleichung

$$R = \frac{E_\perp}{E_\parallel} = \frac{\frac{1}{2} f \sin^2 \theta + \frac{1}{3} (1 - f)}{f \cos^2 \theta + \frac{1}{3} (1 - f)}$$

verknüpft ist mit dem Winkel θ, der zwischen dem Übergangsmoment der der betreffenden Bande zugrundeliegenden Schwingung und der Helixachse der DNA (als Bezugssystem) aufgespannt wird. Im Falle von DNA ist die Betrachtung der θ-Winkel der antisymmetrischen bzw. der symmetrischen Valenzschwingung des nicht veresterten Teils der Phosphatgruppe, d. h. der PO_2^--Gruppierung, besonders sinnvoll, da infolge des relativ hohen Anteils der auf die zwei darin enthaltenen Bindungen entfallenden Verteilung der potentiellen Energie (PED) die Lage der entsprechenden Übergangsmomente mit einiger Sicherheit mit definierten geometrischen Parametern, nämlich der O ... O-Verbindungslinie bzw. der OPO-Winkelhalbierenden zu identifizieren ist. Überdies sind die zugehörigen IR-Banden bei ca. 1230 cm^{-1} und 1085 cm^{-1} gut auswertbar (hohe Intensität, gute Separation von anderen DNA-Banden). Eine gewisse Schwierigkeit stellt die Bestimmung des Parameters f, d. i. der Anteil — gemäß der Vorzugsrichtung der Probe — perfekt orientierter Moleküle, dar. Hierfür ermittelt man in Umkehrung der zur Bestimmung der Winkel θ benutzten Verfahrensweise das dichroitische Verhältnis einer Bande, von der man sich — aus Modellen abgeleitet — begründete Vorstellungen über die Lage des Übergangsmoments der zugehörigen Schwingung machen kann. Bei DNA verwendet man zur Bestimmung von f die IR-Bande bei 1710 cm^{-1}, die wesentlich einer Schwingung der $C_2{=}O_2$-Bindung des Thymins zugeordnet wird, so daß man den Winkel θ zwischen der Richtung dieser C=O-Bindung und der Helixachse unter Zugrundelegung beispielsweise von XDA-Daten berechnen kann. Alle Einzelheiten bezüglich der experimentellen Methodik beim IR-LD sind an anderer Stelle ausführlich dargelegt [7].

3.1.2. *IR-Ergebnisse*

Die polarisierten IR-Spektren der orientierten Filme, bestehend aus den DNA-Anthrazyklin-Komplexen, wurden jeweils für ein größeres Intervall der umgebenden (d. h. in der Küvette eingestellten) relativen Feuchte (*rF*) aufgenommen und mit denen der reinen, nicht komplexierten DNA verglichen. Verändert man die *rF* bei unbehandelter DNA mit 3—5 Gew.-% überschüssigem NaCl von hohen ($> 90\%$) zu mittleren (um 75%) Werten, so geht in der DNA ein reversibler Konformationsübergang von der B-Form in die A-Form vonstatten, der sich im IR in drastischen spektralen Veränderungen manifestiert [7—9], vgl. unten. Der Spektrenvergleich von DNA mit DNA-Anthra-

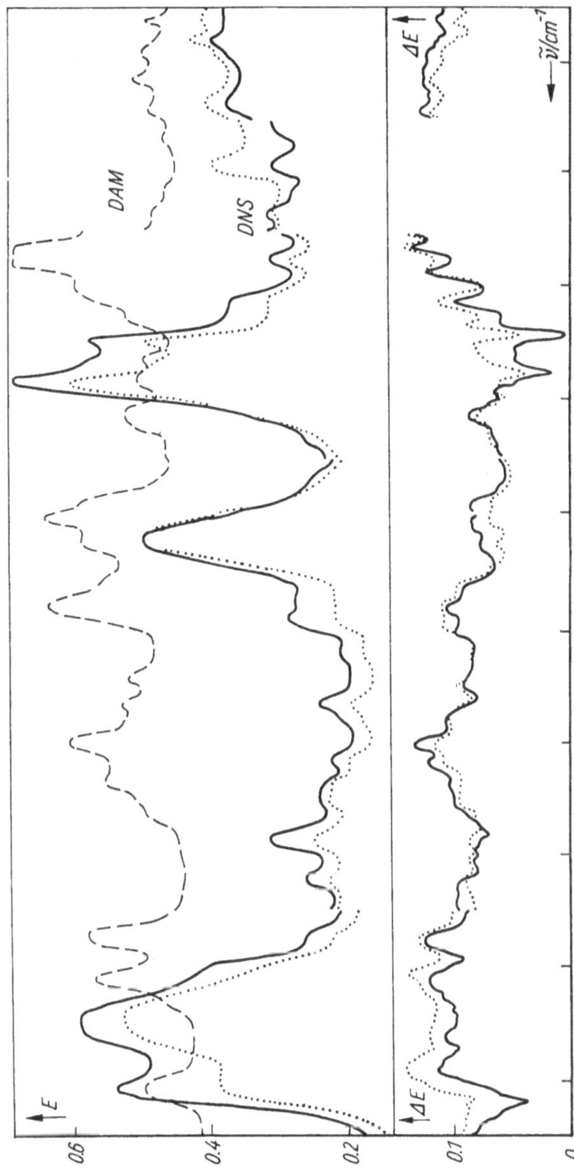

Abb. 22. Spektren der freien Komplexbestandteile DAM (in KBr) und DNA (oben) und Differenzspektren (unten). Letztere wurden durch Substraktion der DNA-Spektren von denen des Komplexes ($r_t = 0{,}08$) erhalten. Die DNA- und Komplexspektren wurden bei 98% r. F. mit polarisiertem Licht aufgenommen (—— bzw. ····· bedeuten, daß der elektrische Vektor der IR-Strahlung senkrecht bzw. parallel zur Vorzugsrichtung der Probe, d. i. hier die Helixachse, orientiert ist).

zyklin ergibt, daß nur bei mittlerer, nicht aber bei hoher rF augenfällige Veränderungen zu verzeichnen sind, d. h. die normalerweise bei mittlerer rF existierende A-Form der DNA wird im Komplex beeinflußt, nicht so sehr aber die B-Form. Diese Verhältnisse werden im folgenden noch in detaillierter Form zu diskutieren sein. Hier sind sie nur insoweit von Belang, als sie zeigen, daß man zur Herstellung der Differenzspektren (DNA/Anthrazyklin-DNA), die in Abbildung 22 für den DNA-Daunomycin-Komplex gezeigt sind, jeweils die Ausgangsspektren bei hoher rF (98%) verwenden muß. Das Ziel dieser Differenzbildung besteht in der Separation des Spektrums des gebundenen Liganden und der Möglichkeit des Vergleichs mit dem des freien Liganden (Abb. 22). Hauptmerkmal der Differenzspektren — das wird auch im Falle des DNA-Daunomycin-Komplexes deutlich — ist eine signifikante Intensitätsabnahme der IR-Banden des Anthrazyklin-Chromophors zwischen 1750 und 1150 cm^{-1} (es handelt sich hierbei um Banden der in-plane-Valenzschwingung von C—C und C—O-Bindungen mit aromatischem bzw. Doppelbindungscharakter). Diese Hypochromie wird zunächst als ein Hinweis dafür gewertet, daß auch in den Filmen, wo die Komplexe in einer gel-artigen, festen Form vorliegen, eine Bindung der Anthrazyklin-Moleküle über ihre Chromophore an die DNA stattgefunden hat, trotz drastisch veränderter Milieubedingungen gegenüber Lösungen, für die eine solche Bindung seit langem bekannt ist [10, 11]. Betrachtet man andererseits die Anthrazyklinbanden im Bereich unterhalb 1100 cm^{-1}, die allgemein Schwingungen von Atomen aus den Molekülteilen mit Einfachbindungen (Ring A, Zucker) zuzuschreiben sind, so ist dort keine derart drastische Intensitätsabnahme festzustellen. So ändert sich z. B. die Bande bei 920 cm^{-1}, die aus einem Vergleich des Daunomycins mit seinen Aglykon dem Zucker zuzuordnen ist, bei Komplexierung mit DNA überhaupt nicht. Aus diesen Befunden sowie der Vorstellung, daß wegen der hohen Ionenstärke im Film eine elektrostatische Bindung des Zuckers über seine positivierte Aminogruppe verhindert wird, kann man schlußfolgern, daß die Zuckergruppierung keine große Rolle bei der Bindung des Anthrazyklins an DNA in kondensiertem Zustand spielt. Bei der „Verankerung" der Anthrazyklinmoleküle an die DNA dürften neben der als grundlegender Bindungsmechanismus anzusehenden Interkalation zwischen die DNA-Basenpaare eher Wasserstoffbrückenbindungen von am Ringsystem gebundenen Hydroxylgruppen zu verschiedenen Bindungszentren der DNA anzusehen sein [1, 12, 13]. Insbesondere konnte anhand einer signifikanten Verschiebung der Bande der antisymmetrischen PO_2^--Valenzschwingung nach kleineren Wellenzahlen (von 1220,5 cm^{-1} in B-DNA auf 1215,5 cm^{-1} im Komplex) eine zusätzliche Wechselwirkung des Adriamycins — verglichen mit Daunomycin — über die OH-Gruppe in 14-Stellung (die gegenüber dem Daunomycin die einzige strukturelle Veränderung darstellt) mit Phosphatgruppen im DNA-Gerüst nachgewiesen werden [14]. Hierbei handelt es sich höchstwahrscheinlich um eine Wasserstoffbrückenbindung. Bezogen auf Daunomycin kann man diese zusätzliche Verankerung des Adriamycins zur Interpretation der stärkeren Bindung, verbunden mit einer effektiveren Antitumorwirkung des letztgenannten, heranziehen.

Konformationsflexibilität der DNA

Die Konformationsflexibilität von DNA in Anthrazyklinkomplexen wurde anhand des Ausmaßes des B—A-Überganges der DNA bestimmt; sie wird durch die Größe x_A beschrieben. Darunter soll der Anteil an A-DNA in einem Gemisch von Formen der $\bar{A}$- und $\bar{B}$-Familie verstanden werden, welcher unter Bedingungen bestimmt wird, wo in der Referenzprobe (d. h. in reiner DNA mit 3—5% überschüssigem NaCl, orientierter Film bei mittleren rF um 75%) die DNA vollständig in der A-Form vorliegt.

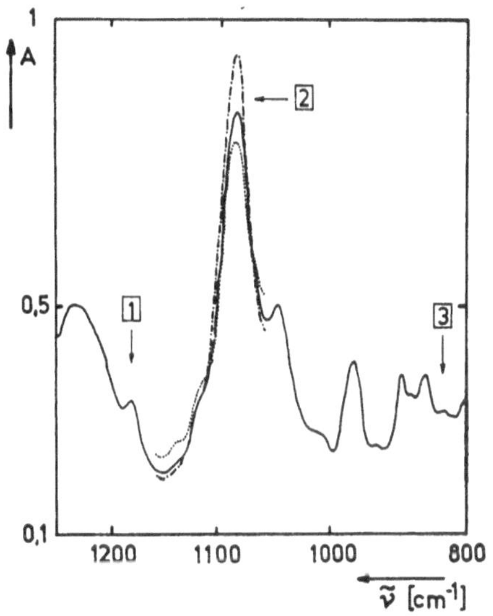

Abb. 23. IR-Spektrum für DNA bei 84% r. F. (in diesem Falle charakteristisch für die A-Form), zwischen 1160 und 1060 cm^{-1} auch mit senkrecht (·····) und parallel (— · — · —) polarisiertem Licht.

Das IR-Spektrum von DNA liefert mehrere Parameter, die zur Ermittlung von x_A geeignet sind; von diesen fanden drei bei der Auswertung Berücksichtigung, die in Abbildung 23 durch Pfeile angezeigt sind:

(1) Die Extinktion einer A-spezifischen Bande bei ca. 1185 cm^{-1} [15], die mittels der Extinktion der starken PO_2^--Bande bei 1230 cm^{-1} (vgl. oben) normiert wurde.

(2) Der Winkel θ_{OPO}, bestimmbar aus der Bande bei 1085 cm^{-1} (vgl. 3.1.1.).
(3) Die Extinktion einer weiteren A-spezifischen Bande bei ca. 860 cm^{-1}, gemessen in Relation zu einer benachbarten Bande bei 830 cm^{-1}, die für die B-Form charakteristisch ist [16, 17].

Tabelle 11 zeigt die „Grenzwerte" aller drei Größen für die A- und die B-Form der DNA. Zwischen diesen Grenzen wird linear interpoliert. Wie sich herausstellte, unterscheiden sich die nach den drei verschiedenen Verfahren bestimmten x_A-Werte nicht wesentlich (Unterschiede $\leqq 10\%$) voneinander und wurden für die folgenden Ergebnisse zu Mittelwerten vereinigt.

Tabelle 11

Wertebereich für die Parameter zur Bestimmung von x_A

Konformation	A-DNA	B-DNA
x_A	1	0
(1) E^N_{1185}	0,2	0
(2) θ_{OPO}	48°	63,5°
(3) E^N_{860}	1	0

Index N steht für Normierung der Extinktionen, Erläuterung siehe Text.

In Abbildung 24 und Tabelle 12 weist die Konformationsflexibilität der DNA Unterschiede auf, und zwar ist ihre Inhibierung für Daunomycin und Adriamycin besonders ausgeprägt. Hierbei fällt x_A über r_t relativ steil ab und erreicht bei $r_t = 0{,}08$ bereits den Wert Null, d. h., wenn je ca. 6 Basenpaare ein Ligandmolekül gebunden ist, ist der B-A-Übergang vollständig behindert, d. h. die Konformationsflexibilität der DNA ist gänzlich eingeschränkt. Dies stimmt mit Angaben aus der Literatur überein, wonach Daunomycin in B-DNA interkaliert, nicht aber in Poly(I · C) poly(I · C) [18] bzw. doppelsträngige RNA [19], die beide in der A-Form vorliegen.

Völlig anders geartet ist die Charakteristik des Violamycins BI (Tab. 12). Nach einem sehr steilen Abfall bei kleinen Ligandkonzentrationen geht die Funktion $x_A = f(r_t)$ für VBI dann in eine „Sättigung" und selbst bei relativ großen r_t könnte sich etwa noch ein Drittel umwandeln. Aclacinomycin A nimmt hier eine Zwischenstellung ein mit Tendenz zur ADM-DAM-Klasse.

Es liegt nahe, die hier gefundenen Unterschiede in der Beeinflussung der Konformationsflexibilität der DNA mit dem Bindungsverhalten der einzelnen Anthrazykline an das Biopolymere in Zusammenhang zu bringen. Bei kleinen r_t-Werten ($< 0{,}04$) sind diese Differenzen noch nicht sehr ausgeprägt;

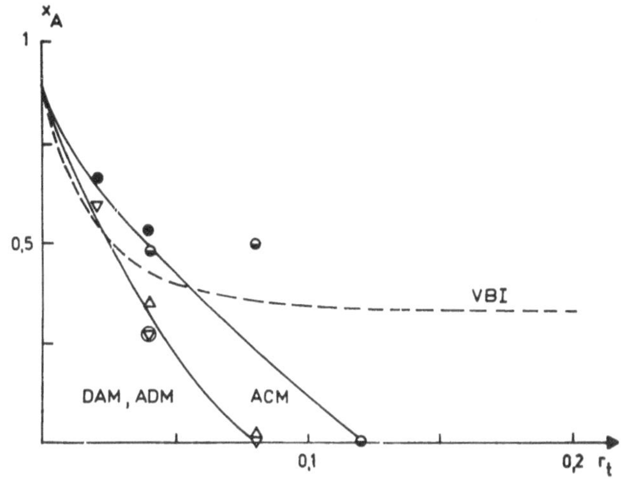

Abb. 24. x_A, der Anteil der DNS in der A-Form bei 84% r. F. in Abhängigkeit von r_t für DAM (▽), ADM (△), ACM (○, ◒, ●) und VBI (Meßpunkte der Übersichtlichkeit halber weggelassen).

Tabelle 12

Konformationsflexibilität der DNA in Komplexen mit den angegebenen Anthrazyklinen, ausgedrückt durch x_A. Erklärung für r_t siehe Text zu Tab. 10. Die Anzahl n_i in DNA-Basenpaaren wird von einem Ligandmolekül inhibiert

Anthrazyklin	r_t	x_A	n_i
Iremycin	0,05	0,67	3.3
Violamycin BI	0,015	0,47	18
	0,03	0,47	
	0,06	0,35	
	0,13	0,35	
	0,195	0,31	
Adriamycin	0.04	0.34	8

sie treten vielmehr bei größerer relativer Ligandkonzentration zutage. Die geringere „Effektivität" in der Einschränkung der Konformationsflexibilität vonseiten der Liganden ACM und noch mehr VBI könnte durch den größeren Zuckeranteil bedingt sein. Dabei wirken sich die zwei Zuckerreste in 7- und

10-Stellung beim VBI offensichtlich stärker aus als die eine (wenn auch größere) Zuckerkette des Aclacinomycins A in 7-Stellung.

In Tabelle 12 ist für Iremycin und Violamycin BI bei kleinem Bindungsverhältnis r_t die Größe n_i berechnet (nach der Formel $n_i = (1 - x_A)/2r_t$ [20]), die angibt, wie groß die DNA-Länge (in Basenpaaren) ist, für die pro gebundenes Ligandmolekül der *B*-*A*-Konformationsübergang behindert ist. Der Unterschied zwischen diesen beiden Liganden ist für die untersuchten Anthrazykline extrem, während n_i bei IM gerade der Bindungsplatzgröße dieses Moleküls, gemessen in Lösung, entspricht [21], machen die für Violamycin gefundenen 18 Basenpaare deutlich, daß hier weitreichende Effekte von Bedeutung sind. Dies gilt, wenn auch in geringerem Umfang, auch für die übrigen drei untersuchten Anthrazykline, von denen als Beispiel ADM in Tabelle 12 aufgenommen wurde. Der n_i-Wert für ADM befindet sich in exzellenter Übereinstimmung mit Angaben aus der Literatur. Eine Einschränkung der Konformationsflexibilität in gleicher Größenordnung, nämlich 9 Basenpaare betreffend, wurde in einer Studie der Wechselwirkung von Adriamycin mit Poly[d(G—C)] · Poly[d(G—C)] bei 3,5 M NaCl in Lösung, hier aber für den Übergang der *B*- in die *Z*-Form, gefunden [22].

3.1.3. Ergebnisse der Röntgenbeugung

Wie bereits in Tabelle 10 vermerkt, wurden auch Röntgenbeugungs-Untersuchungen an orientierten Fasern des DNA-Violamycin BI-Komplexes und der DNA in Abhängigkeit von *rF* durchgeführt. Die erhaltenen Resultate wurden im Zusammenhang mit denen des IR-LD betrachtet, wobei sich zeigte, daß sich beide Methoden in äußerst vorteilhafter Weise ergänzen.

Hier sollen lediglich die wichtigsten dieser Ergebnisse, die bereits in [3] aufgeführt worden sind, genannt werden:

1. Die Variabilität des „Pitch" (der Ganghöhe) der DNA verringert sich deutlich bei Komplexierung mit Violamycin BI. Dieser Röntgenbefund belegt ebenso wie die IR-spektroskopisch gemessene Verminderung von x_A (vgl. oben) einen mit der Ligandbindung einhergehenden Verlust an Konformationsflexibilität für die DNA, der durch Interkalation des Chromophors vom Anthrazyklin zwischen die Basenpaare des Biopolymeren bedingt sein dürfte.

2. Auch der bereits weiter oben diskutierte Einfluß des im Vergleich zu den übrigen Anthrazyklinen größeren Zuckeranteils im VBI bei der DNA-Bindung äußert sich in den Röntgenbeugungsergebnissen. Die relativ hohen Werte für die intermolekulare Separation zwischen den DNA-Doppel-

strängen in der Faser, gemessen aus den Abständen der äquatorialen Reflexe im Beugungsdiagramm (verglichen zum DNA-DAM-Komplex [12]) zeigen eine Tendenz des Violamycins BI, bei höheren Bedeckungsgraden eher an die Außenseite der DNA als durch Interkalation zu binden.

Literatur

[1] Flemming, J., Pohle, W., und Richter, M.: studia biophysica **104** (1984), 97
[2] Fritzsche, H., Richter, M., und Rupprecht, A.: studia biophysica **104** (1984), 91
[3] Pohle, W., und Räim, T.: studia biophysica **104** (1984), 67
[4] Langridge, R., Wilson, H. R., Hooper, C. W., Wilkins, M. H. F., und Hamilton, L. D.: J. Mol. Biol. **2** (1960), 19
[5] Rupprecht, A.: Acta Chem. Scand. **20** (1966), 494
[6] Fraser, R. D. B.: J. chem. phys. **21** (1953), 1511
[7] Pohle, W., Zhurkin, V. B., und Fritzsche, H.: Biopolymers **23** (1984), 2603
[8] Pilet, J., und Brahms, J.: ebenda **12** (1973), 387
[9] Fritzsche, H., Lang, H., und Pohle, W.: Biochim. Biophys. Acta **48** (1976), 409
[10] Calendi, E., Dimarco, A., Reggiani, M., Scarpinato, B., und Valentini, L.: Biochim. Biophys. Acta **103** (1965), 25
[11] Berg, H., und Gollmick, F. A.: III. Jena Symp. „Elektrochemische Methoden und Prinzipien in der Molekularbiologie" (1965), Akademie-Verlag Berlin
[12] Pigram, W. J., Fuller, W., und Hamilton, L. D.: Nature New Biol. **235** (1972), 17
[13] Quigley, G. J., Wang, A. H. J., Ughetto, G., van der Marel, G., van Boom, J. H., und Rich, A.: Proc. Natl. Acad. Sci. USA **77** (1980), 7204
[14] Pohle, W. und Flemming, J., J. Biomol. Struct. Dynam. **4** (1986) 243
[15] Pohle, W., und Fritzsche, H.: Nucl. Acids Res. **7** (1980), 2527
[16] Champeil, Ph., Tran, T. P. L., und Brahms, J.: Biochem. Biophys. Res. Comm. **55** (1973), 881
[17] Taillandier, E., Taboury, J., Liquier, J., Sautiere, P., und Couppez, M.: Biochimie **63** (1981), 895
[18] Plumbridge, T. W., und Brown, J. R.: Biochim. Biophys. Acta **479** (1977), 441
[19] Doskočil, J., und Fric, I.: FEBS Letters **37** (1973), 55
[20] Fritzsche, H., Rupprecht, A., und Richter, M.: Nucl. Acids Res., **12** (1984) 9165
[21] Walter, A., Schütz, H., und Stutter, E.: Int. J. Biol. Macromol. **5** (1983), 351
[22] van Helden, P. D.: Nucl. Acids Res. **11** (1983), 8415

3.2. Elektrodichroismus

Der Elektrodichroismus wurde von Crothers und Mitarb. 1978 zur Untersuchung von DNA und DNA-Ligand-Komplexen eingeführt [1, 2]. Unter der Einwirkung eines elektrischen Feldes erfährt ein stäbchenförmiges DNA-Molekül (wird von DNA-Fragmenten bis hinauf zu ca. 180 Basenpaaren annähernd erfüllt) ein Drehmoment in Richtung der Feldlinien.

Diese einheitliche Ausrichtung der Makromoleküle erzeugt optische Anisotropie, wodurch das Phänomen mittels linear polarisierter UV- bzw. VIS-Strahlung einer spektroskopischen Messung zugänglich wird. Diese Kombination aus Orientierung im elektrischen Feld und Lineardichroismus wird Elektrodichroismus genannt.

In enger Zusammenarbeit mit der Gruppe von CROTHERS haben wir mit dieser Methode einige Anthrazyklin-DNA-Komplexe untersucht. Es wurden die ZIMET-Antibiotika IRM [3] und VBI [4] sowie die Referenzantibiotika DAM [3] und ACM [4] verwendet.

Aus den elektrodichroitischen Messungen können folgende Strukturparameter gewonnen werden:

(a) Längenänderung der DNA. Interkalation des Chromophors der Anthrazyklinantibiotika zwischen DNA-Basenpaaren bewirkt eine Verlängerung der DNA, ein wichtiges Kriterium für das Vorliegen einer Interkalation. Der Elektrodichroismus erfaßt über die „Aufbauzeit" der Dichroismusamplitude sehr empfindlich Längenänderungen, wobei die „Aufbauzeit" mit der dritten Potenz der Länge beeinflußt wird [2].

(b) Chromophorinklination bezüglich der Helixachse. Der gemessene Dichroismus im Absorptionsbereich des Anthrazyklinchromophors des DNA-Antibiotika-Komplexes wird durch die Lage des Chromophors zur Achse der DNA-Doppelhelix (Inklination) bestimmt [2].

Es gilt die Beziehung

$$\varrho_i = \frac{3}{2} (3 \cos^2 \alpha_i - 1)\, \emptyset, \tag{1}$$

wobei ϱ_i der reduzierte Dichroismus für den gemessenen spektralen Übergang ist, während α_i der Winkel zwischen Übergangsmoment und Orientierungsrichtung (Helixachse) ist. $\emptyset$ ist der Orientierungsgrad, der experimentell durch Extrapolation auf unendlich hohe Feldstärke ($\emptyset = 1$) ermittelt werden kann. Für Übergänge in der Ebene des Chromophors ist α_i der Inklinationswinkel der Chromophorenebene zur DNA-Helixachse. In günstigen Fällen, wenn nämlich die Richtungen der Übergangsmomente von zwei verschiedenen spektralen Übergängen (möglichst parallel zur großen und kleinen Achse des Chromophors) bekannt sind, kann sowohl die Kippung („Tilt") als auch die Drehung („Twist") des Chromophors relativ zur DNA-Helixachse bestimmt werden [2]. „Tilt" ist dabei die Rotation um die kurze Achse, „Twist" die Rotation um die lange Achse des Chromophors.

Die Ergebnisse unserer Elektrodichroismus-Untersuchungen an 4 DNA-Anthrazyklin-Komplexen sind in den Tabellen 13 und 14 zusammengefaßt.

Tabelle 13

Aus Messung des Elektrodichroismus abgeleiteter scheinbarer Längenzuwachs ΔL_{lig}^{app} der DNA nach Komplexbildung mit vier Anthrazyklin-Antibiotika [4]. Die Werte gelten für ein Pharmaka-DNA-Basenpaar-Verhältnis von $r = 0{,}1$. Der Fehler von ΔL_{lig}^{app} ist nicht größer als 10%

Ligand	ΔL_{lig}^{app} (in nm)
IRM	0,394
DAM	0,265
ACM	0,160
VBI	0,099

Tabelle 14

Lage des Chromophors der Anthrazyklinantibiotika bezüglich der DNA-Helixachse „Tilt" beschreibt die Rotation des Chromophors um dessen kurze Achse (Kippung) „Twist" die Rotation um die lange Achse (Drehung) [4]

Ligand	Tilt (°)	Twist (°)
IRM	29 ± 4	25 ± 1
DAM	3 ± 4	25 ± 1
ACM	28 ± 3	23 ± 2
VBI	26 ± 3	20 ± 2

Tabelle 13 enthält die ligandinduzierten Längenänderungen der DNA per gebundenes Antibiotikamolekül, ΔL_{lig} [4]. Diese Größe nimmt in der Reihe IRM > DAM > ACM > VBI ab. Für Interkalation sind ca. 0,34 nm DNA-Längenzuwachs zu erwarten. Wie aus Tabelle 13 ersichtlich, wird dieser Wert von IRM-DNA signifikant überschritten, während die übrigen drei DNA-Anthrazyklinkomplexe deutlich darunter liegen. Wir erklären diese Verminderung von ΔL_{lig} durch eine Verbiegung der DNA durch den Liganden, wodurch die effektive hydrodynamische Länge (Endenabstand) verkürzt wird. Wenn wir zunehmende Verbiegung der DNA von IRM über DAM und ACM zu VBI annehmen, würde der durch bloße Interkalation erzeugte Längenzuwachs $\Delta L_{lig} \approx 0{,}40$ nm für IRM in dieser Reihe zum VBI hin zunehmend reduziert durch den gegenläufigen Effekt der scheinbaren Verkürzung durch Verbiegung.

Einen Hinweis auf die Richtigkeit dieser Annahme geben viskosimetrische Daten, wo nach Abtrennung der Verbiegung ein Längenzuwachs von 0,39 nm (DAM) bzw. 0,36 nm (ACM) resultiert, was ziemlich genau der erwarteten Größe für Interkalation entspricht. Es wird also ein scheinbarer Längenzuwachs ΔL_{app}^{lig} gemessen, der sich aus einem positiven Interkalationsanteil und einem negativen Verbiegungsanteil zusammensetzt.

Tabelle 14 enthält Kippung (Tilt) und Drehung (Twist) des Chromophors im DNA-Komplex [4]. Die experimentell bestimmten Winkel für die Drehung (Twist) liegen alle zwischen 20° und 25°. Die Kippwinkel liegen zwischen 26° und 29° mit der Ausnahme des DAM, wo offenbar der Chromophor senkrecht zur Helixachse angeordnet ist (Tilt $\sim 0°$). Diesen abweichenden Wert haben wir durch zusätzliche Verankerung des Chromophors über eine Wasserbrücke zwischen der Acetylgruppe in 9-Stellung und einer DNA-Base zu erklären versucht [3]. Eine derartige Wasserbrücke wurde in einer Röntgen-Kristallstrukturanalyse eines Komplexes aus DNA und einer kurzen DNA-Doppelhelix beobachtet [6]. Die übrigen drei untersuchten Anthrazykline haben in 9-Stellung eine Ethylgruppe, die keine H-Brücke ausbilden kann.

Die elektrodichroitischen Messungen wurden im Labor von Prof. D. M. Crothers (Yale University New Haven, Dept. Chemistry) in enger Zusammenarbeit mit Dr. N. Dattagupta und Dr. J. B. Chaires durchgeführt.

Literatur

[1] Hogan, M., Dattagupta, N., und Crothers, D. M.: Proc. Natl. Acad. Sci. USA **75** (1978), 195

[2] Hogan, M., Dattagupta, N., und Crothers, D. M.: Biochemistry **18** (1979), 280

[3] Fritzsche, H., Triebel, H., Chaires, J. B., Dattagupta, N., und Crothers, D. M.: Biochemistry **21** (1982), 3940

[4] Fritzsche, H., Wähnert, U., Chaires, J. B., Dattagupta, N., und Crothers, D. M.: Biochemistry **26** (1987) 1996

[5] Reinert, K. E.: Nucleic Acids Res. **11** (1983), 3411

[6] Quigby, J., Wang, A. H., Ughetto, G., van der Marel, G., van der Boom, J. H. und Rich, A., Proc. Natl. Acad. Sci. USA **77** (1980) 7204

3.3. Viskosimetrische Untersuchungen zur Struktur von DNA-Anthrazyklin-Komplexen

Die Rotationsviskosimetrie stellt eine leistungsfähige Methode zur Untersuchung von Strukturveränderungen der DNA-Doppelhelix bei der Interaktion mit Liganden, in vorliegendem Fall mit Anthrazyklinen, dar. Sie wurde in Jena experimentell und theoretisch soweit entwickelt, daß sie zuverlässige Angaben der Helixlängenänderungen liefert, die Steifheitsänderungen quantitativ erfaßt und den Winkel der durch Ligandenbindung induzierten Helixbiegung zu bestimmen gestattet. Aus derartigen Resultaten sind Informationen von stereochemischer Relevanz ableitbar.

3.3.1. Theoretische Basis der viskosimetrischen Analyse der DNA-Anthrazyklin-Komplexstruktur

Bei der Komplexbildung zwischen DNA-Doppelhelix und interkalierenden Anthrazyklinen ändert sich zunächst die Kontur- oder Fadenlänge der DNA-Helix, die pro Ligand um etwa $\Delta L_{1lig} = 3{,}4$ Å zunimmt, weiterhin i. a. die DNA-Persistenzlänge a, ein Maß für die Steifheit des Polymers. Kompetente Meßmethode für den Interkalationsnachweis ist die Viskosimetrie. Bei der in der Literatur bisher üblichen Beschränkung auf Messung an ultraschall-degradierter DNA mit einem Molekulargewicht von etwa $0{,}5 \times 10^6$ wird der Einfluß einer verbleibenden Flexibilität und deren Änderung als vernachlässigbar angesehen. Diese Art der Näherung führt jedoch in der Regel auf zu kleine ΔL_{1lig}-Werte [8].

Flexibilitätseinflüsse können jedoch quantitativ berücksichtigt werden, wie im ZIMET gezeigt wurde. Man macht dabei vom halbstarren Charakter der DNA-Doppelhelix Gebrauch und hat die relative Änderung $\Delta y = \Delta[\eta]/[\eta]^\circ$ der Grenzviskosität $[\eta]$ zu messen und zwar sowohl an kurzen DNA-Molekülen, (Δy_l), als auch an DNA-Molekülen von ca. 8×10^6 Dalton (Δy_h), deren Verhalten dem statistischer Knäuel entspricht (und noch nicht vom sog. Effekt des ausgeschlossenen Volumens beeinflußt ist) [1, 2, 3]. Derartige Messungen sind mit beträchtlicher Genauigkeit durchführbar, wenn man sich dabei der Jenaer Titrationsvariante des ZIMM-CROTHERS-Rotationsviskosimeters bedient [3, 4, 5, 6].

Bei Kenntnis von $\Delta y_l(r)$ und $\Delta y_h(r)$ lassen sich dann die relativen Änderungen von Konturlänge ($\Delta L/L^0$) und Persistenzlänge ($\Delta a/a^0$) als Funktion von r ermitteln [2] (r = Anzahl der gebundenen Liganden pro DNA-Monomereneinheit; hier: pro Basenpaar). Die DNA-Längenänderung pro gebundenem Ligandenmolekül ist dann

$$\Delta L_{1lig} = 3{,}4\ \text{Å} \cdot d(\Delta L/L^0)/dr. \tag{1}$$

Die experimentelle Funktion $\Delta a/a^0 = f(r)$ erweist sich i. a. als das Ergebnis einer Überlagerung von zwei verschiedenen Beiträgen, (a) einem etwa linearen, $(\Delta a/a^0)_{st}$, herrührend von einer Helixversteifung durch Ligandbindung und (b) einem parabolischen, $(\Delta a/a^0)_{kn}$, herrührend von einer lokalen Helixbiegung durch den Einfluß des Liganden (vgl. Abb. 25d, [7—9]).

Aus der zu Gl. (1) analogen Beziehung [3]

$$\Delta A_{1lig} = 3{,}4\ \text{Å} \cdot d(\Delta a/a^0)_{st}/dr \tag{2}$$

ergibt sich ein für den Effekt eines gebundenen Ligandenmoleküls charakteristisches Versteifungsmaß ΔA_{1lig}. Es stellt die Länge des DNA-Segmentes dar, dessen hypothetisch totale Immobilisierung dem realen Effekt einer partiellen

Versteifung hydrodynamisch äquivalent ist [1]. Mit Λ als Bindungsplatzgröße beschreibt das Verhältnis

$$\Sigma = \Delta A_{1\mathrm{lig}}/\Lambda \tag{2a}$$

den Versteifungsgrad [3].

Der Winkel γ der lokalen Helixbiegung berechnet sich [7] aus der Anfangsneigung $p = d(\Delta a/a^0)_{kn}/dr$ der r-Abhängigkeit des Biegungsinkrementes $(\Delta a/a^0)_{kn}$ zu

$$\gamma = (ph/a^0)^{1/2} \tag{3}$$

mit der Translation pro Basenpaar $h = 3{,}4$ Å.

3.3.2. DNA-Längenänderung, -Biegung und -Versteifung bei Komplexbildung mit Anthrazyklinantibiotika

Experimentelle Resultate

Es wurden Untersuchungen zur Wechselwirkung der drei klinisch genutzten Anthrazyklinantibiotika Daunomycin, Adriamycin und Aclacinomycin A mit Kalbsthymus DNA (Isolierung: D. C. Eva Sarfert, Abt. Molekulare Biochemie [17]) durchgeführt. Für die r-Abhängigkeiten von Δy_h und Δy_l liefern die Abbildungen 25a, b ein repräsentatives Beispiel. Für die anderen der genannten Systeme ergaben sich nur quantitative Unterschiede [8]. Die erforderlichen Bindungskorrekturen wurden mit Hilfe der Bindungsisothermen durchgeführt, wie sie nach Kapitel 2 bestimmt wurden. Wie erwähnt, kann man aus $\Delta y_h(r)$ und $\Delta y_l(r)$ die r-Abhängigkeiten von $\Delta L/L^0$ und $\Delta a/a^0$ ermitteln (Abb. 25c, d; [8]).

Der spezielle Charakter der Persistenzlängenänderung ist, wie oben erläutert, als das Resultat der Überlagerung eines Helixversteifungs- und eines Helixbiegungsanteils aufzufassen. Tabelle 15 enthält die Werte für die äquivalente Versteifungslänge $\Delta A_{1\mathrm{lig}}$, Versteifungsgrad Σ und Helixbiegewinkel γ gemäß Gln. (2), (2a) und (3).

Tabelle 15

Änderung der DNA-Konturlänge $\Delta L_{1\mathrm{lig}}$ pro gebundenem Ligandenmolekül, DNA-Versteifungsmaß $\Delta A_{1\mathrm{lig}}$ und -Versteifungsgrad Σ, sowie Winkel γ der Helixbiegung für klein r-Werte [8]

	$\Delta L_{1\mathrm{lig}}$/Å	$\Delta A_{1\mathrm{lig}}$/Å	Σ/%	γ
Adriamycin	4,0	3,4	33	10,5°
Daunomycin	3,9	4,6	45	11,4°
Aclacinomycin A	3,6	2,9	22	9,9°

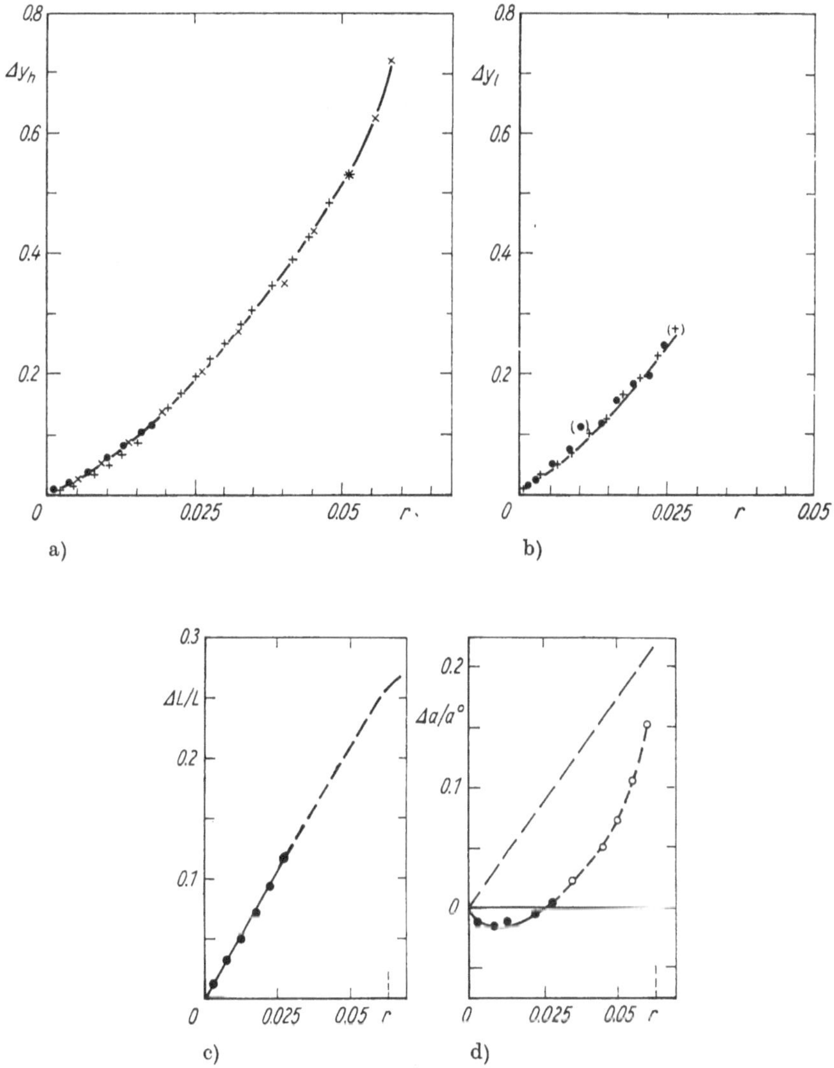

Abb. 25. (a), (b): Relative Änderung Δy der Grenzviskosität von Kalbsthymus-DNA in SSC-Puffer bei 25 °C als Funktion des Verhältnisses r gebundener Daunomycin-Moleküle pro Basenpaar für hochmolekulare (h) bzw. für niedermolekulare DNA (l). Daraus berechnen sich (c) die relative Änderung $\Delta L/L^\circ$ der Konturlänge und (d) die relative Änderung $\Delta a/a^\circ$ der DNA-Persistenzlänge [8]. Alle Größen sind hier aufgetragen als Funktion des Verhältnisses r von gebundenen Daunomycin-Molekülen zu DNA-Basenpaar.

Die relativen Längenänderungen $\Delta L/L^0$ sind für die drei untersuchten Systeme vernünftigerweise lineare Funktionen von r, liefern also mit Gl. (1) konstante ΔL_{11lg}-Werte, die nach Tabelle 15 dem theoretischen Erwartungswert von 3,4 Å sehr nahe kommen. Ältere, experimentell und theoretisch einfachere aber weniger exakte Ansätze der Literatur vernachlässigen den Einfluß von Abweichungen in der Form ultraschallabgebauter DNA-Moleküle von der des Stäbchens [10, 11] oder nur von dessen Änderung [12]. Entsprechende Verarbeitung unserer $\Delta y_l(r)$-Messungen würden gekrümmte Kurven für die r-Abhängigkeit von $\Delta L/L^0$ liefern, sowie für $r \to 0$ beträchtlich kleinere (apparente) ΔL_{11lg}-Werte [8].

Zur topochemischen Interpretation hydrodynamisch ermittelter Strukturdaten

Die durch die DNA-Bindung der drei genannten Ligandenmoleküle induzierten DNA-Konturlängen-Vergrößerungen (Tab. 15) sind überzeugende Hinweise für eine Interkalation der entsprechenden Chromophore. Auch sind Aussagen über die Beteiligung von stark ortsabhängigen Kräften wie z. B. von Wasserstoffbrückenbindungen bei der Komplexbildung zu gewinnen. Es sind also Aussagen zur Spezifität der Wechselwirkung möglich. Das kann insbesondere dann zutreffen, wenn Liganden verfügbar sind, von denen sich jeweils zwei nur in einem Substituenten oder Parameter unterscheiden.

Liegt z. B. zwischen DNA-Molekül und Ligand eine Zweipunktverklammerung gemäß dem Modell der Abbildung 26 vor, dann sollte das Versteifungsmaß ΔA_{11lg} um so größer sein, je größer der achsenparallele Abstand zwischen den beiden Verklammerungspunkten ist. Da die lokale Arretierung des DNA-Moleküls aber nur zum partiellen „Einfrieren" des durch die Verknüpfungspunkte begrenzten DNA-Segments führt, sollte der durch Gl. (2a) definierte Versteifungsgrad Σ stets unter 100% liegen. Bei Systemen mit besonders kleinen Versteifungseffekten sind dementsprechend Einpunktbindungen anzunehmen.

Eine durch Ligandenbindung induzierte DNA-Helix*biegung* kann verschiedene Ursachen haben. Sobell et al. postulieren sie als Ergebnis einer Interkalation [13]. Darüber hinaus kann bei Mehrpunktverklammerung zwischen Helix und Ligand ein Biegeeffekt entstehen, wenn in Abbildung 26 ein Donor-Akzeptor-Paar *vor* der Komplexbildung nicht geometrisch angepaßt ist. Je größer die Fehlanpassung ist, um so größer ist auch die erforderliche Deformation und das entsprechende fehlanpassungsbedingte Inkrement des Biegewinkels.

Für die beiden Anthrazykline Daunomycin und Adriamycin, die sich nur in einer OH- bzw. H-Gruppe unterscheiden, sind Schlußfolgerungen über die topochemischen Unterschiede der entsprechenden DNA-Komplexe noch nicht angebracht, da bei diesen Systemen die experimentell ermittelten Parameter in Tabelle 15 kaum signifikant verschieden sind. Aclacinomycin A unterscheidet sich von den beiden eben genannten Liganden bereits in *mehreren* Gruppen. Daher sind jedoch verschiedene Interpretationsmöglichkeiten für dessen kleineren Versteifungseffekt ΔA_{1ACM} denkbar [8].

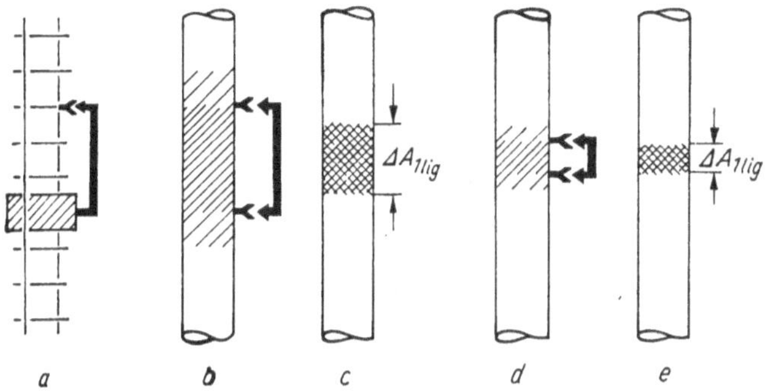

Abb. 26. Modell der Doppelhelix-Versteifung durch Zweipunktverklammerung zwischen Ligand und Makromolekül. Das Versteifungsmaß ΔA_{1lig} hängt vom gegenseitigen Abstand der Verknüpfungspunkte ab [8].

Interessante qualitative Aussagen zur Rolle verschiedener Gruppen und Parameter von anderen Anthrazyklinderivaten bei der DNA-Interaktion sind jedoch auf der Basis dieser Überlegungen möglich, wenn man z. B. die Resultate der Viskositätsmessungen der ARCAMONE-Gruppe [14, 15, 16] diskutiert [8]. Diese Autoren bestimmten die relative DNA-Viskositätsänderung Δy_h bei Zugabe von jeweils einem von 24 verschiedenen biologisch aktiven Anthrazyklinderivaten. Entsprechende Kurven unterscheiden sich z. T. dramatisch in den beiden Hauptmerkmalen: maximaler Viskositätsanstieg (ca. 40% bis > 100%) und Durchbiegung der Kurven nach unten.

40% Viskositätserhöhung sind beim Vorliegen reiner Interkalation ohne Versteifungseffekt, also ohne Zweipunktverklammerung zu erwarten. Dieser Fall liegt z. B. nach N-Azetylierung von Daunomycin [14] und Adriamycin [15] vor, ferner bei 3'-epi-Daunomycin [15] und dem β-Anomer von Adriamycin [14]. In allen diesen Fällen besteht Anlaß anzunehmen, daß zwischen Aminozucker und DNA-Molekül keine Wasserstoffbrückenbindung ausgebildet werden kann. Ein nennenswerter Versteifungseffekt muß aus analogem Grunde auch beim 9-Deazetyldaunomycin und bei 9-epi-Deazetyldaunomycin [16] ausgeschlossen werden. Da der Zucker in diesem Falle unverändert geblieben ist folgt daraus, daß mit der Deazetylierung die Ausschaltung einer Wasserstoffbrückenbindung in Chromophornähe verbunden sein sollte. Daraus ist zu schlußfolgern, daß beim Daunomycin der Substituent in Stellung 9 sowie die Aminogruppe des Zuckers für die Ausbildung der zwei Interaktionen zwischen DNA-Helix und Ligand verantwortlich sind [8].

Ähnliche Überlegungen sind bei Verwendung der Informationen über unterschiedliche DNA-Helixbiegungen bei der Bindung unterschiedlicher Anthrazyklinderivate möglich [8].

Literatur

[1] REINERT, K. E.: J. Mol. Biol. **72** (1972), 593
[2] REINERT, K. E., und GELLER, K.: studia biophysica **45** (1974), 1
[3] REINERT, K. E., STUTTER, E., und SCHWEISS, H.: Nucleic Acids Res. **7** (1979), 1375
[4] REINERT, K. E., und GELLER, K.: Chem. Instrumentation **1** (1969), 391
[5] REINERT, K. E.: in „Physico-Chemical Properties of Nucleic Acids", Vol. 2, Kapitel 16, Herausgeb.: J. DUCHESNE, Academic Press, London (1973), 319
[6] REINERT, K. E., und TRIEBEL, H. in Autorenkollektiv: „Strukturuntersuchungen an Biopolymeren mit spektroskopischen und hydrodynamischen Methoden", Akademie-Verlag Berlin, 1976, S. 121
[7] REINERT, K. E.: Biophys. Chem. **13** (1981), 1
[8] REINERT, K. E.: Nucleic Acids Res. **11** (1983), 3411
[9] SCHÜTZ, H., REINERT, K. E., und BRATHUHN, H.: studia biophysica **104** (1984), 309
[10] MÜLLER, W., und CROTHERS, D. M.: J. Mol. Biol. **35** (1968), 251
[11] COHEN, G., und EISENBERG, H.: Biopolymers **8** (1969), 45
[12] SAUCIER, J. M., FESTY, B., LE PECQ, J. B.: Biochimie **53** (1971), 973
[13] SOBELL, H. M., TSAI, C. C., JAIN, S. C., und GILBERT, S. G.: J. Mol. Biol. **114** (1977), 333
[14] ARLANDINI, E., VIGEVANI, A., und ARCAMONE, F.: Il Farmaco **32** (1977), 315
[15] ARLANDINI, E., VIGEVANI, A., und ARCAMONE, F.: Il Farmaco **35** (1980), 65
[16] PENCO, S., ANGELUCCI, F., VIGEVANI, A., ARLANDINI, E., und ARCAMONE, F.: J. Antibiotics **30** (1977), 764
[17] SARFERT, E., und VENNER, H.: Hoppe-Seylers Z. f. physiol. Chem. **340** (1965), 157

4. KOMPLEXE MIT NUKLEOPROTEINEN

4.1. Interaktionen mit Nukleosomen

Ein besseres Verständnis der molekularen Pharmakologie und eine sichere Fundierung von Struktur-Wirkungs-Beziehungen sind zu erwarten, wenn die in vitro-Untersuchungen der Interaktionen mit Anthrazyklinen vom Target DNA zum Target Nukleoprotein erweitert werden können. Die physikochemische Exaktheit der Beschreibung bleibt zwar nicht auf dem Niveau des DNA-Systems erhalten, dafür ist aber eine höhere biologische Relevanz der Ergebnisse des Nukleoprotein-Systems zu erwarten. Zu den wirksamsten biologischen Rezeptoren für Anthrazykline [1] gehören wahrscheinlich Nukleoproteine und zwar in der lebenden Zelle normalerweise in der Form von Chromatin, bestehend aus DNA, die mit Histonen und anderen nuklearen Proteinen komplexiert ist und die ihrerseits die spezifische Struktur während des Zellzyklus ändern.

Es ist daher eine interessante Frage im Bemühen um das Verständnis der Wirkung der Anthrazykline auf molekularer Ebene, wie die Anwesenheit von Proteinen im Komplex mit DNA das Bindungsverhalten dieser Antibiotika beeinflußt. Bleibt dabei die Reihenfolge der Bindungsaffinitäten der Anthrazykline, wie sie für DNA gefunden wurde, auch mit Nukleoproteinen erhalten? Andererseits muß geklärt werden, ob bei Interaktionen die Anthrazyklin-Antibiotika in Abhängigkeit von ihrer Bindungsaffinität strukturelle Änderungen in den Nukleoproteinkomplexen (z. B. Auffalten oder Dissoziation) induzieren können.

Bisher studierten wir zwei Arten von Proteinkomplexen: Artifizielle H1-DNA Komplexe (s. Kapitel 4.2.) und Oligonukleosomen, die ein Strukturelement des Chromatins bilden.

Die Wechselwirkung von Daunomycin mit Histon H1-freien Nukleosomen mit definierten DNA-Längen von 175 und 146 Basenpaaren, d. h. mit und ohne Linker-DNA, wurde detailliert von CHAIRES und Mitarbeitern [2] untersucht. Sie fanden ein analoges Bindungsverhalten des Daunomycins, wenn auch schwächer als an DNA unter gleichen äußeren Bedingungen. FRITZSCHE und Mitarbeiter [3] verglichen an dem gleichen Nukleosomenmaterial das Bindungsverhalten von Violamycin BI, Aclacinomycin-A, Daunomycin und Iremycin und bestätigten die gleiche Reihenfolge der Bindungsaffinitäten dieser Antibiotika wie bei DNA. In diesem Kapitel werden Resultate der Interaktion von fünf Anthrazyklinen mit Oligonukleosomen, die noch strukturstabilisierendes Histon H1 [4—7] enthielten, vorgestellt.

4.1.1. Charakterisierung der Nukleosomen und der Bindungsexperimente

Das Nukleosomenmaterial wurde aus Rattenleberzellen entweder durch endonukleolytische Spaltung [8] oder durch Micrococcen-Nuclease-Abbau [9] isoliert. Die löslichen Chromatinfragmente wurden auf einer Sepharose Säule 4B (Pharmacia, Schweden) fraktioniert oder durch Zentrifugation in einem 5 bis 20%-igen linearen Sucrosegradienten über 22—24 Stunden bei 25000 Umdrehungen pro Minute aufgetrennt. In jedem Fall wurden mehrere aufeinanderfolgende Fraktionen zusammengefaßt zu drei Hauptfraktionen, die heterogen bezüglich des Molekulargewichtes sind: Mononukleosomen und zwei Fraktionen von Oligonukleosomen. Als Enzymhemmer enthielten die Lösungen 0,1 mM Phenylmethansulfonylfluorid (PMSF). Das Nukleosomenmaterial wurde bei 0 °C aufbewahrt und höchstens 3—5 Tage alte Präparationen wurden für die Titrationsexperimente eingesetzt, wobei geeignete Volumina der Lösungen unmittelbar vor den Experimenten intensiv gegen 0,02 M Mc Ilvaine Puffer (5,1 mM Na_2HPO, 1,5 mM Citronensäure; 6,2 mM NaCl; pH 6,0) im Eisbad dialysiert wurden. Die molaren Konzentrationen der Nukleosomenlösungen (ausgedrückt in Basenpaaren) wurden spektrophotometrisch bestimmt, indem mit einem molaren Extinktionskoeffizienten $\varepsilon = 13200\ (\mathrm{M} \cdot \mathrm{cm})^{-1}$ bei 260 nm gerechnet wurde und die gemessenen Absorptionen bezüglich Streulichtanteile korrigiert wurden.

Die Nukleosomenfraktionen wurden mittels ihrer Circulardichroismus (CD)-Spektren, der ersten Ableitungen der thermischen Schmelzkurven und mittels ihres Sedimentationsverhaltens charakterisiert. Sowohl die CD-Spektren als auch das Schmelzverhalten waren typisch für DNA-Protein Komplexe. Besonders die biphasische Form der Schmelzkurven (s. Abb. 28) ist charakteristisch für Nukleosomen [10, 11]. Typische mittlere Sedimentationskoeffizienten (bezogen auf den 50%-Wert der Grenzschicht, auf das genannte Lösungsmittel und 20 °C) waren $(12{,}7 \pm 0{,}2)$ S bzw. $(24{,}9 \pm 0{,}6)$ S für die Fraktionen der Mono- bzw. Oligonukleosomen [12]. Die Histonzusammensetzung des Nukleosomenmaterials wurde durch Natriumdodecylsulfat (SDS)-Polyacrylamid-Gelelektrophorese von G. Burckhardt (Abteilung Molekulare Biochemie unseres Instituts) geprüft. Verglichen mit der Konzentration der Corehistone wurde eine etwa zehnfach kleinere Konzentration an Histon H1 gefunden.

Die Titrationsprozeduren wurden ganz analog denen bei DNA durchgeführt. Serien von drei bis fünf Oligonukleosomenlösungen verschiedener Konzentrationen (10—60 μM Basenpaare) wurden mit einer Stammlösung der Liganden (50/100 μM) titriert. Die Absorption der Proben wurde bei vier ausgewählten Wellenlängen im sichtbaren Bereich des Absorptionsspektrums der Liganden gemessen, wobei die vierte Meßwellenlänge (667 nm) langwellig außerhalb der Absorptionsbande lag und daher zur Beurteilung des Streuverhaltens der

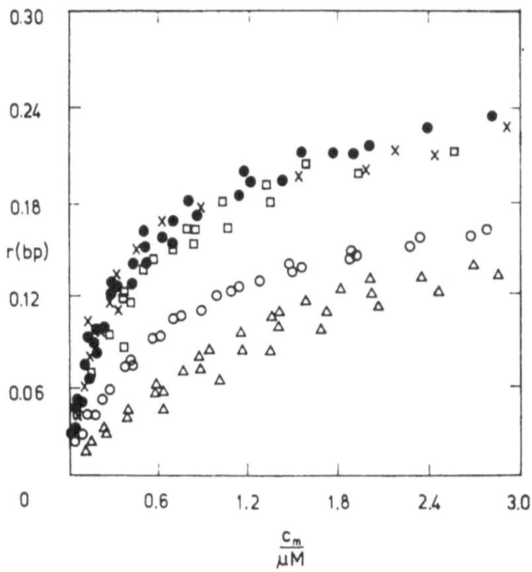

Abb. 27. Bindungsisothermen — r über c_m — (siehe Text) der Komplexe zwischen Oligonukleosomen und fünf verschiedenen Anthrazyklinen (0,02 M Na^+; pH 6,0)

× — Aclazinomycin-A; • — β-Rhodomycin-II; □ — Daunomycin; ○ — β-Rhodomycin-I; △ — Iremycin

Lösungen infolge Aggregatbildung oder Ausfällungen herangezogen wurde. Bei den Schmelzexperimenten wurde ein temperaturgesteuerter Zellhalter in Verbindung mit der Temperatur-Steuer-Einheit TSE1 für das UV-VIS Spektrophotometer Specord M40 (VEB Carl Zeiß, Jena) benutzt. Temperatur-Sprung (ΔT)-Experimente wurden an der bereits beschriebenen Meßanordnung durchgeführt [13].

4.1.2. Datenanalyse

Die Auswertung dieser Bindungsexperimente erfolgte analog dem Vorgehen wie für DNA-Anthrazyklinkomplexe (vgl. Kapitel 2.). Vor der Berechnung der Bindungsparameter wurde die Konsistenz der experimentellen Daten mit

Hilfe Computer-gestützter graphischer Methoden getestet. Sowohl die Darstellung der gemessenen Absorptionen über der totalen Ligandenkonzentration c_t als auch die Darstellung des den Bindungszustand des Polymeren charakterisierenden spezifischen Signals PSS (vgl. Kapitel 2.1.3.) über dem totalen Zugabeverhältnis Ligand pro Basenpaar r_t wurden gezeichnet. In diesen Darstellungen müssen die Kurven für die verschiedenen, vorgelegten Oligonukleosomen-Stammkonzentrationen in definierter quantitativer Weise aufspalten. Dieser Tatbestand kann einfach auf Gültigkeit geprüft werden, solange Aggregationseffekte vernachlässigt werden können bzw. Nichtgültigkeit kann auf Aggregationseffekte sowohl des Liganden als auch des Polymeren hinweisen [14].

Für die theoretische Beschreibung der Bindung von Anthrazyklinen an Oligonukleosomen wurde wie bei DNA auch das Modell der Einmechanismus-Bindung von Liganden an eine homogene Kette mit überlappenden potentiellen Bindungsplätzen und nächstnachbarlicher Wechselwirkung herangezogen (vgl. Kapitel 2.2.). Unter Berücksichtigung des Selbst-Assoziationsverhaltens der Anthrazykline wurden die Parameter des Systems mit Hilfe nichtlinearer Regressionsrechnungen nach der Methode der kleinsten Quadrate bestimmt, indem die Absorptionswerte aus den Titrationsexperimenten als Originalmeßgrößen gefittet wurden zur Bestimmung bzw. zur teilweisen Bestimmung von K, σ, α und ε_b.

4.1.3. Das Bindungsverhalten der Oligonukleosom-Komplexe

Die typischen Probleme bei der Berechnung von Bindungsparametern aus den Titrationsexperimenten der Oligonukleosomen mit Anthrazyklinen sollen hier am Beispiel der Komplexe mit β-Rhodomycin-II demonstriert werden. Das Ergebnis eines analogen Vorgehens wie bei den DNA-Anthrazyklin-Komplexen bei der Parameterschätzung hier ist in der ersten Zeile der Tabelle 16 angegeben. Es stellt sich heraus, daß die Fehler der drei Bindungsparameter größer sind als deren eigentliche numerische Werte. Dies bedeutet, daß für die untersuchten Anthrazyklin-Oligonukleosomen-Interaktionen die Bestimmung aller drei Bindungsparameter gleichzeitig nicht möglich war, im Unterschied zu den Ergebnissen mit den entsprechenden Anthrazyklin-DNA-Komplexen im Kapitel 2.2.2. (s. Tab. 2). Offensichtlich ist das durch Strukturänderungen der Oligonukleosomen bei der Komplexbildung bedingt, so daß deren Interaktion mit Anthrazyklinen nicht vollständig mit dem benutzten Bindungsmodell beschrieben werden kann.

Im nächsten Untersuchungsschritt wurde geprüft, ob zwei Bindungsparameter und ε_b mit akzeptablen Fehlern aus den Titrationsdaten bestimmt werden können, wenn der dritte Parameter innerhalb eines vernünftigen Werte-

Tabelle 16

Bindungs- und Meßparameter des Oligonukleosom-β-Rhodomycin-II-Komplexes (0,02 M Na^+; pH 6,0), berechnet mit verschiedenen Annahmen bezüglich der numerischen Werte einzelner Parameter (siehe Text)

K ($10^5 \times M^{-1}$)	K ($10^5 \times M^{-1}$)	σ	α (Basenpaare)	ε_b (M^{-1} cm^{-1})
8,93	3,14 ± 30,3	2,84 ± 27,23	2,49 ± 3,67	7337 ± 56
7,57	0,22 ± 0,15	34,26 ± 24,57	2	7283 ± 59
7,97	8,05 ± 0,61	0,99 ± 0,08	3	7298 ± 65
2,71	14,28 ± 2,02	0,19 ± 0,02	4	6904 ± 145
2,74	13,68 ± 1,74	0,2	3,82 ± 0,06	6983 ± 132
7,61	7,61 ± 0,75	1	2,96 ± 0,04	7284 ± 62
8,73	1,75 ± 0,17	5	2,31 ± 0,04	7331 ± 56

bereiches fest vorgegeben wird. Die Ergebnisse sind für drei ganzzahlige Werte von α (= 2; 3; 4) und für drei verschiedene Werte von σ (= 0,2; 1; 5) in Tabelle 16 gegeben. Sowohl für den Fall $\alpha = 4$ und größer als auch für $\sigma = 0{,}2$ und kleiner wird die Qualität der Kurvenanpassung, beurteilt nach der Abweichungsquadratsumme als Kriterium, schlechter im Vergleich zu den anderen Rechenbeispielen in Tabelle 16. Die beiden genannten Grenzfälle resultieren in einer stark fehlerhaften Bestimmung der sonst relativ zuverlässig bestimmbaren Bindungskonstante für die isolierte Bindung eines Liganden $K \cdot \sigma$ und in einer deutlichen Variation des sonst sicher bestimmbaren Meßparameters ε_b.

Zwei wesentliche Schlußfolgerungen können aus deratigen Modellrechnungen gezogen werden:

(i) In jedem Fall können sehr ähnliche Werte des molaren Absorptionskoeffizienten ε_b des Komplexes gefunden werden, d. h. also, daß dieser Meßparameter mit hoher Genauigkeit relativ unabhängig von den berechneten Werten der Bindungsparameter mit Hilfe der Ausgleichsrechnung bestimmt werden kann.

(ii) Für eine etwa gleich gute Kurvenanpassung kann die Bindungskonstante der isolierten Bindung $K \cdot \sigma$ korrekt ermittelt werden, wenn die Parameterwerte von α oder σ innerhalb eines bestimmten Bereiches gegeben sind. Für die weiteren Rechnungen (s. Tab. 17) wählten wir als fest vorgegebenen Parameter $\sigma = 1$, einen Wert der innerhalb des optimalen Parameterbereiches liegt. Damit können die übrigen Bindungsparameter für die verschiedenen Anthrazykline untereinander verglichen werden. Der Wert von K ist dann gleich der Bindungskonstanten für die isolierte Bindung $K \cdot \sigma$ ($\sigma = 1$) und ein Vergleich mit Literaturwerten der Parameter für Komplexe mit Nukleosomen oder DNA ist dadurch möglich, da der Fall der nichtkooperativen Bindung ($\sigma = 1$) meist nur betrachtet wurde [2, 15–17].

Auf beiden Schlußfolgerungen wird im folgenden aufgebaut, erstens, bei der graphischen Bestimmung der Bindungsisothermen und zweitens, bei der numerischen Bestimmung der Bindungsparameter.

Tabelle 17

Bindungsparameter der Oligonukleosom-Anthrazyklin Komplexe bei 0,02 M Na^+, pH 6,0, berechnet mit einem fest vorgegebenen Wert von $\sigma = 1$ (dann ist: $K = K \cdot \sigma$)

Ligand	K ($10^5 \times M^{-1}$)	α (Basenpaare)	ε_b ($M^{-1}\,cm^{-1}$)
Aclacinomycin-A	5,1 ± 1,9	2,7 ± 0,13	6095 ± 184
β-Rhodomycin-II	7,6 ± 0,75	3,0 ± 0,04	7284 ± 62
Daunomycin	7,2 ± 1,0	3,1 ± 0,12	6602 ± 278
β-Rhodomycin-I	3,4 ± 0,3	3,6 ± 0,04	7093 ± 115
Iremycin	1,2 ± 0,04	2,4 ± 0,06	6550

Das Ergebnis unter (i) liefert die Rechtfertigung den berechneten Wert von ε_b für eine bindungsmodellfreie Konstruktion der Bindungsisotherme unter Berücksichtigung der Selbst-Assoziation der Anthrazykline heranzuziehen (BMFA III, siehe Kapitel 2.1.4.3.). Für diese Zwecke wird die freie, monomere Ligandenkonzentration c_m und das Bindungsverhältnis r aus folgenden Gleichungen berechnet:

$A = d(\varepsilon_m \cdot c_m + \varepsilon_b \cdot c_{Pt} \cdot r + 2\varepsilon_d \cdot c_d)$ (Absorption als Meßsignal)

$c_t = c_m + c_{Pt} \cdot r + 2c_d$ (Bilanzgleichung für den Liganden)

$c_d = K_d \cdot c_m^2$ (Dimerisierungsgleichgewicht)

(Definitionen — vgl. Kapitel 2.).

Die molaren Absorptionskoeffizienten des Monomeren ε_m und des Dimeren ε_d als auch die Dimerisierungskonstante K_d wurden in unabhängigen Experimenten vor den eigentlichen Bindungsuntersuchungen bestimmt.

Das Ergebnis dieser Rechnungen ist in Abbildung 27 zusammengefaßt, die die Bindungsisothermen von fünf verschiedenen Oligonukleosom-Anthrazyklin-Komplexen zeigt. Die Reihenfolge der untersuchten Anthrazykline hinsichtlich ihrer Bindungsaffinität zu den Oligonukleosomen ist die gleiche wie sie für DNA-Anthrazyklin-Komplexe bei einer Ionenstärke von 0,2 M Na^+ gefunden wurde [18], die quantitativen Differenzen jedoch sind kleiner als bei den DNA-Komplexen. Die Bindungsisothermen von Daunomycin, β-Rhodomycin-II und Aclacinomycin-A unterscheiden sich wenig voneinander (s. Abb. 27). Dieser Umstand spiegelt sich auch in den Bindungskonstanten K wieder, die zusammen mit α und ε_b in der Tabelle 17 für den nichtkooperativen Fall ($\sigma = 1$) gegeben sind. Nur Aclacinomycin-A, ein Anthrazyklin mit drei Zuckerresten bindet an Oligonukleosomen mit einer Konstante, welche, verglichen mit denen der anderen Anthrazykline, kleiner ist als erwartet gemäß seiner Bindungsaffinität zu DNA [18] (s. a. Tab. 2). Diese Ausnahme könnte dadurch verursacht sein, daß die im Oligonukleosom mit DNA komplex gebundenen Histone die Aminozucker-DNA Wechselwirkungen der Anthrazykline mit deren wachsender Zuckerkettenlänge relativ stärker abschirmen.

Die Bindung der Anthrazykline an Oligonukleosomen ist immer schwächer als an DNA bei der gleichen Ionenstärke. In vorläufigen Experimenten wurde gefunden, daß die Konstante für die isolierte Bindung $K \cdot \sigma$ von Aclacinomycin-A und Iremycin an DNA bei 0,02 M Na^+ etwa eine Größenordnung höher ist als an Oligonukleosomen im gleichen Lösungsmittel. Die elektrostatischen Interaktionen zwischen den negativ geladenen Phosphatgruppen der DNA und den basischen Aminosäuren der Histone [5] in den Oligonukleosomen können verantwortlich sein für die Verminderung der Bindungskonstanten der kationischen Anthrazykline mit DNA. Außerdem sind strukturelle Änderungen im Verlauf der Komplexbildung nicht auszuschließen und sie können die Energiebilanz weiter ungünstig beeinflussen, so daß die Bindungskonstanten dieser Antibiotika an Oligonukleosomen sich verkleinern.

4.1.4. Relaxationskinetik

Unterschiede zwischen DNA und Nukleosomenmaterial hinsichtlich ihrer Wechselwirkung mit Anthrazyklinen wurden auch in der Temperatursprungkinetik sichtbar. Das kinetische Verhalten beider Komplexe wurde unter identischen Bedingungen verglichen, nämlich bei etwa gleichem Bindungsgrad (80% Bedeckung) der Oligonukleosomen und bei gleicher totaler Konzentration der Anthrazykline (20 µM) und der DNA oder des Nukleosomenmaterials (65 µM) Basenpaare. Für alle Komplexe konnte der gesamte Zeitverlauf der Relaxationskinetik zwischen 0,5 ms und 200 ms recht gut durch eine Summe von zwei Exponentialfunktionen beschrieben werden. Bei den gleichen totalen Konzentrationen nehmen die beiden beobachtbaren Relaxationszeiten von $\tau_1 = 0{,}34$ ms auf 2,2 ms und von $\tau_2 = 7{,}7$ ms auf 31 ms zu für den Komplex des Daunomycins mit Mononukleosomen im Vergleich mit dem DNA-Daunomycin Komplex (0,02 M Na^+, pH 6,0). Für alle untersuchten Anthrazykline sind die beiden beobachteten Relaxationszeiten in der ΔT-Sprung-Kinetik für die Komplexe mit dem Nukleosomenmaterial größer als für die Komplexe mit DNA, ein Ausdruck der andersartigen strukturellen Organisation der DNA im nukleosomalen Material und der damit geänderten Komplexstrukturen gegenüber reiner DNA.

4.1.5. Thermisches Schmelzverhalten der Oligonukleosom-Komplexe

Offensichtlich nehmen die strukturellen Änderungen bei Komplexbildung mit wachsender Bindungsaffinität der Anthrazykline zu, wie mittels thermischer Schmelzkurven für die Komplexe gezeigt werden kann (Abb. 28 und 29). Mit steigender Menge an zugegebenen Liganden reduziert das zwei positive Ladungen tragende β-Rhodomycin-II stark die Amplitude des Hauptüberganges in der ersten Ableitung der Schmelzkurven der Komplexe mit Oligonukleosomen. Gleichzeitig verbreitert sich der Phasenübergang. Hingegen stabilisiert das weniger stark wechselwirkende Iremycin zwar auch den Hauptübergang, aber verändert dessen Form nur unwesentlich. Es ist bemerkenswert, daß der bei der niedrigeren Temperatur liegende Übergang der im wesentlichen biphasischen derivativen Schmelzkurven der Oligonukleosomen (Abb. 28) sich zu noch niedrigeren Temperaturen mit wachsender Ligandenkonzentration verschiebt. Wieder bewirkt β-Rhodomycin-II deutlichere Effekte als Iremycin. Dieser Übergang bei niederer Temperatur wird dem Schmelzen der Linker-DNA in den Oligonukleosomen zugeordnet [2, 11]. Die Abnahme dieser Übergangstemperatur mit Zugabe von Anthrazyklinen ist wahrscheinlich durch eine Histon H1 Umverteilung oder durch partielles Aufwinden der DNA vom Histonkern bedingt. In beiden Fällen werden Bereiche histonfreier DNA erzeugt, von denen zu erwarten ist, daß sie bei niederer Temperatur als der DNA-Histon Komplex schmelzen. Eine Disproportionierung der Histon H1 Bindung in Komplexen mit DNA durch Daunomycin wurde unlängst von Triebel und Mitarbeitern [19] mit Hilfe von Sedimentationsmessungen nachgewiesen (s. a. Kapitel 4.2.). Ein Abwinden der DNA vom Histonkern von H1-freien 146 Basenpaar-Nukleosomen durch Daunomycin wurde auch von Chaires und Mitarbeitern [2] beobachtet.

Aus den Schmelzkurven (Abb. 28) wird die thermische Stabilisierung ΔT_m, die thermische Übergangsbreite $\delta(T_m)$ und die Hyperchromie h als Funktion von r_t für verschiedene Anthrazykline bestimmt (Definitionen der Schmelzparameter siehe [20]). Die Ergebnisse sind in Abbildung 29 dargestellt. Sowohl ΔT_m als auch $\delta(T_m)$ nehmen zu mit steigendem r_t, wobei sich in beiden Fällen die Größe der Änderungen durch die verschiedenen Anthrazykline ebenso reiht wie deren Bindungskonstanten (vgl. Abb. 29 und Tab. 17).

Mit wachsendem r_t nimmt die Hyperchromie h der stark wechselwirkenden Anthrazykline β-Rhodomycin-II und Aclacinomycin-A ab, während die weniger stark wechselwirkenden Liganden β-Rhodomycin-I und Iremycin eine

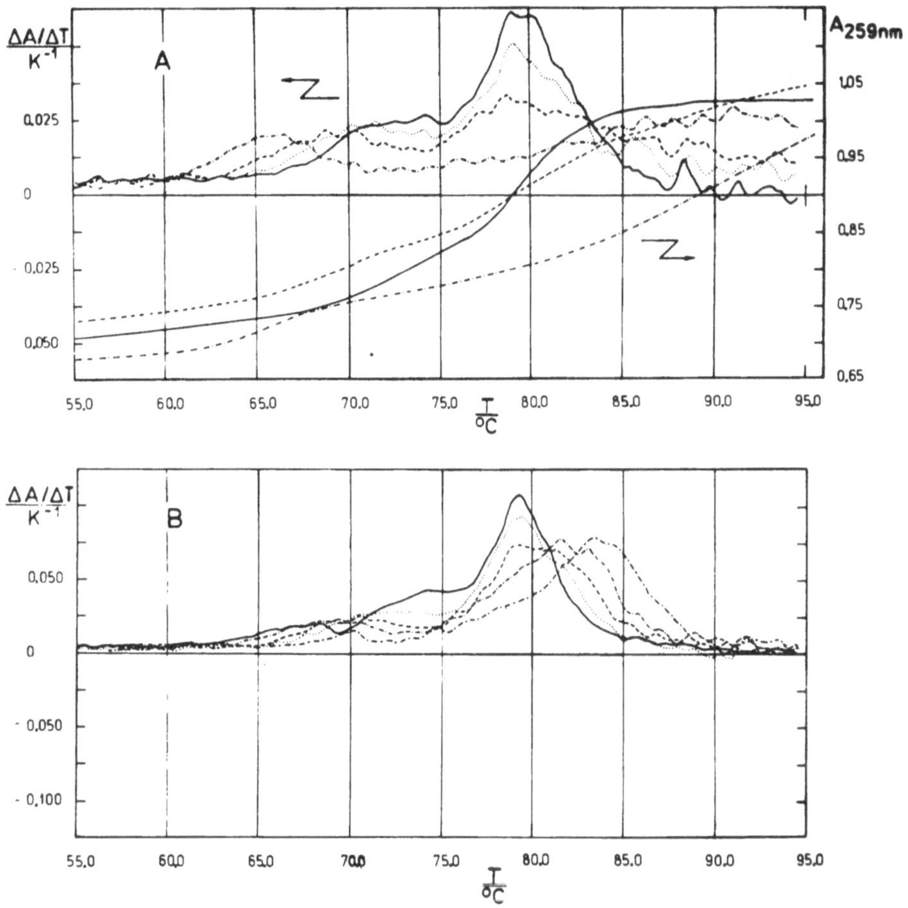

Abb. 28. Schmelzkurven (Absorption A_{259nm} über der Temperatur T) und ihre ersten Ableitungen ($\Delta A/\Delta T$ über T) von Oligonukleosom-Anthrazyklin Komplexen (0,02 M Na^+; pH 6,0).

A — β-Rhodomycin-II:
$r_t = 0$ ——; 0,024 ····; 0,049 – – –;
0,124 –·–·–·

B — Iremycin:
$r_t = 0$ ——; 0,042 ····; 0,089 – – –;
0,126 –·–·–·; 0,209 —··—··.

geringfügige Zunahme von h induzieren. Die thermische Stabilisierung ΔT_m kann als Maß für eine Wechselwirkungsenergie und die Änderung der thermischen Übergangsbreite $\delta(T_m)$ als ein Maß der Destrukturierung der nukleosomalen DNA durch die Liganden angesehen werden.

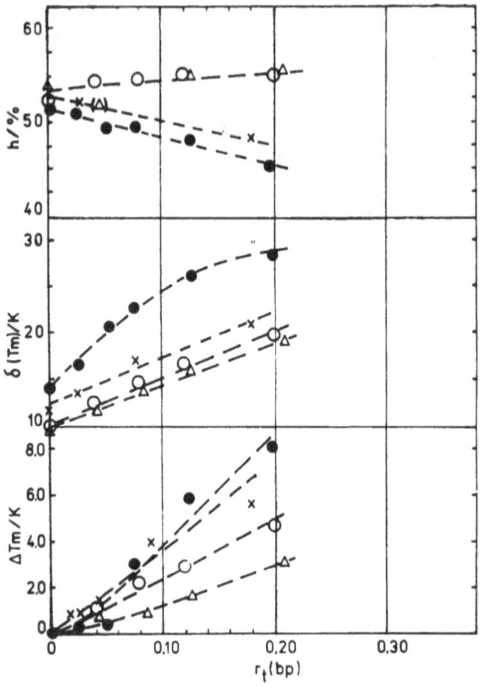

Abb. 29. Thermische Stabilisierung ΔT_m, thermische Übergangsbreite $\delta(T_m)$ und Hyperchromie h über dem totalen Zugabeverhältnis Ligand pro Basenpaar r_t. Die Parameter wurden den Schmelzkurven der Oligonukleosom-Anthrazyklin Komplexe wie sie in Abb. 28 gezeigt sind, entnommen.

× – Aclacinomycin-A; ●-β-Rhodomycin-II; ○-β-Rhodomycin-I; △-Iremycin.

4.1.6. *Schlußfolgerungen*

Die Schmelzuntersuchungen zeigen:

(i) Das Auftreten struktureller Änderungen an den Oligonukleosomen während des Prozesses der Komplexbildung mit Anthrazyklinen und

(ii) eine thermische Stabilisierung ΔT_m, die parallel mit den Ergebnissen der Bindungsuntersuchungen geht.

Offensichtlich kann die Bindungskonstante K der Tabelle 17 (hier ist K gleich $K \cdot \sigma$!) als ein reales quantitatives Maß für die Stärke der Interaktion zwischen Oligonukleosomen und Anthrazyklinen angesehen werden, obwohl das benutzte Bindungsmodell strukturelle Änderungen während der Komplexbildung nicht berücksichtigt. In Übereinstimmung mit anderen Untersuchungen an unterschiedlichsten nukleosomalen bzw. chromatinischen Proben [2, 3, 21, 22] bleibt auch hier die Reihenfolge der Bindungsaffinitäten der Anthrazykline in vitro die gleiche wie sie für DNA gefunden wurde.

Allerdings würde eine vollständige Aufklärung des Bindungsverhaltens der Anthrazykline an nukleosomales Material kompliziertere Bindungsmodelle erfordern, die gleichzeitige Strukturänderungen berücksichtigen. Für solche Modelle existieren bereits erste Ansätze [23, 24]. Aus den Bindungsexperimenten müßte dafür mindestens ein zusätzlicher Parameter bestimmt werden, der die strukturellen Änderungen während der Komplexbildung beschreibt. Tatsächlich erlauben aber unsere Bindungsuntersuchungen an Oligonukleosom-Anthrazyklin Komplexen gegenwärtig die Bestimmung von nur drei Parametern. Ob der vierte durch höheren experimentellen Aufwand bestimmbar sein wird, muß die zukünftige methodische Arbeit mit dem Untersuchungsobjekt zeigen. Betrachtet man demgegenüber nur den artifiziellen ternären Komplex H1-DNA-Anthrazyklin, so lassen sich unterschiedliche Komplexe in Abhängigkeit vom Besetzungsgrad der DNA mit Histon H1 einstellen, die hinsichtlich ihrer Struktur deutlich verschieden sind [7]. Da Strukturänderungen am H1-DNA Komplex bei Interaktion mit Anthrazyklinen auftreten können [19] (vgl. auch Kapitel 4.2.), erscheint dieses Modellsystem eines Nukleoproteins die geeignete experimentelle Ausgangsbasis zur überprüfbaren Modellierung von Bildungsmechanismen zu sein, die Strukturfaktoren quantitativ berücksichtigen.

Literatur

[1] Crooke, S. T., und Reich, S. D. (Eds.): Anthracyclines: Current Status and New Developments, Acad. Press, New York, 1980

[2] Chaires, J. B., Dattagupta, N., und Crothers, D. M.: Biochemistry **22** (1983), 284

[3] Fritzsche, H., Wähnert, U., Chaires, J. B., Dattagupta, N., Bleiberg-Schlessinger, F., und Crothers, D. M.: Biochemistry **26** (1987) 1996

[4] Thoma, F., Koller, T., und Klug, A.: J. Cell. Biol. **83** (1979), 403

[5] Thoma, F., und Koller, T.; J. Mol. Biol. **149** (1981), 709

[6] Losa, F., Thoma, F., und Koller, Th.: J. Mol. Biol. **175** (1984), 529

[7] Triebel, H., Reinert, K. E., Burckhardt, G., und Bär, H.: Int. J. Biol. Macromol. **8** (1986) 295

[8] Fenske, H., Eichhorn, I., und Lindigkeit, R.: Acta biol. med. germ. **34** (1975), 303

[9] POSPELOV, V. A., SVETLIKOVA, S. B., und VOROBJEV, V. I.: Nucleic Acids Res. **6** (1979), 399
[10] COWMAN, M. K., und FASMAN, G. D.: Biochemistry **19** (1980), 532
[11] SELIGY, V. I., und POON, N. H.: Nucleic Acids Res. **5** (1978), 2233
[12] OSIPOVA, T. N., POSPELOV, V. A., SVETLIKOVA, S. B., und VOROB'EV, V. I.: Eur. J. Biochem. **113** (1980), 183
[13] FÖRSTER, W., und STUTTER, E.: Int. J. Biol. Macromol. **6** (1984), 114
[14] WALTER, A., und STUTTER, E.: unveröffentlichte Ergebnisse
[15] CHAIRES, J. B., DATTAGUPTA, N., und CROTHERS, D. M.: Biochemistry **21** (1982), 3933
[16] DALL'AQUA, F., VEDALDI, D., und GENNARO, A.: Chem.-Biol. Interact. **25** (1979), 59
[17] VEDALDI, D., DALL'AQUA, F., CAFFIERI, S., und RODIGHIERO, G.: Il Farmaco **37** (1982), 571
[18] BERG, H.: studia biophysica **104** (1984), 13
[19] TRIEBEL, H., BÄR, H., und REINERT, K. E.: studia biophysica **104** (1984), 71
[20] WALTER, A.: studia biophysica **89** (1982), 21
[21] GRIMMOND, H. E., und BEERMAN, T.: Biochem. Pharmacol. **31** (1982), 3379
[22] LÖBER, G., REPANOVICI, R., KLARNER, R., MIHALACHE, O., RÖMER, W., ILIESCU, R., HÖRER, O., HANSCHMANN, H., SKALKA, M., und POPA, L. M.: studia biophysica **101** (1984), 103
[23] BRESLOFF, J. L., und CROTHERS, D. M.: Biochemistry **20** (1981), 3547
[24] WU, H.-M., DATTAGUPTA, N., HOGAN, M., und CROTHERS, D. M.: Biochemistry **19** (1980), 626

4.2. Zur Interaktion von Daunomycin mit Histon H1·DNA-Komplexen

4.2.1. Vorbemerkung

Im Vergleich zu reinen DNA-Wirkstoff-Interaktionen wird die Wechselwirkung von Anthrazyklinantibiotika mit DNA im Chromatin durch die Anwesenheit chromosomaler Proteine erheblich modifiziert. Dabei werden stets auch signifikante Veränderungen der Chromatinstruktur beobachtet. So führt beispielsweise die Wechselwirkung mit Daunomycin zu einer Auffaltung und Aggregation von Nukleosomen [1], zu einer ausgeprägten Kondensation von isoliertem Chromatin [2, 3] und zur Bildung von Chromosomenaberrationen [4].

Für die Stabilisierung der Struktur von Nukleosomen ebenso wie für die Ausbildung von Chromatinstrukturen höherer Ordnung spielt das Histon H1 eine wichtige Rolle [5, 6]. Da Chromatin ein sehr komplexes System darstellt, werden oft einfachere Modellsysteme als geeignete Objekte für Interaktionsstudien herangezogen. Im vorliegenden Beitrag wurden aus Histon H1 und linearer DNA gebildete Komplexe als Modell gewählt. Mit Hilfe analytischer Sedimentationsmessungen wurde untersucht, wie Daunomycin als ein typischer Vertreter interkalierender Antitumorantibiotika die Struktur von H1·DNA-Komplexen beeinflußt [7].

4.2.2. Strukturübergänge von Histon H1·DNA-Komplexen bei 0·02 m Na^+

Vor der Untersuchung des Daunomycineinflusses wurde das Verhalten von H1·DNA-Komplexen in der analytischen Ultrazentrifuge als Funktion steigender Histonkonzentration studiert. Nach RENZ und DAY [8] durchläuft Histon H1 — bei fester H1-Konzentration — in einem Na^+-Konzentrationsbereich zwischen 0,02 und 0,04 M einen Übergang von einer nicht-kooperativen zu einer kooperativen Bindung an DNA. Wir haben unsere Messungen an der unteren Grenze dieses Bereiches, bei 0,02 M Na^+, durchgeführt, wobei in verschiedenen Meßserien u. a. das Molekulargewicht der DNA und die Methode der Komplexpräparation variiert wurden. Die Resultate dieser Untersuchungen werden an anderer Stelle detailliert beschrieben [9]. Hier sollen nur einige Aspekte zusammengefaßt werden, die für das Verständnis der in den nachfolgenden Kapiteln beschriebenen Effekte nützlich sind:

Der mit wachsender H1-Zugabe erfolgende Anstieg des Sedimentationskoeffizienten von H1 · DNA-Komplexen (Abb. 30) ist sowohl auf die mit der Bindung von H1 an DNA verknüpften Änderungen des Molekulargewichtes und des partiellen spezifischen Volumens der Komplexe als auch auf die Ausbildung kompakterer Strukturen mit erniedrigtem hydrodynamischen Reibungskoeffi-

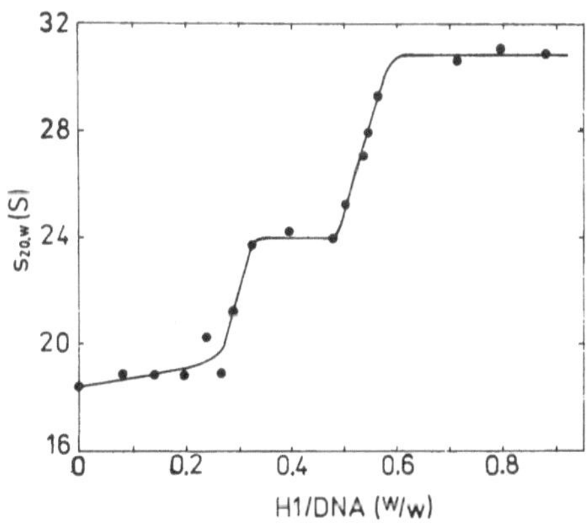

Abb. 30. Sedimentationskoeffizient von Histon H1·DNA-Komplexen als Funktion des H1/DNA-Zugabeverhältnisses in 0,1 × SSC-Puffer (0,02 M Na^+). $M_{DNA} = 7 \cdot 10^6$, $c_{DNA} = 12{,}5\ \mu g/ml$. Komplexpräparation durch direkte Mischung [7]).

zienten zurückzuführen. Im Elektronenmikroskop erscheinen die H1 · DNA-Komplexe im Bereich von etwa 0,6—0,9 w/w vorwiegend als Doppelketten [10], die häufig aus einem symmetrisch in sich rückgefalteten DNA-Molekül bestehen, wobei lateral benachbarte DNA-Doppelhelixsegmente durch H1-vermittelte Assoziation miteinander verknüpft sind. An der Stabilisierung der Doppelkettenstruktur ist die globuläre Region des H1-Moleküls wesentlich beteiligt [9]. Der Anstieg der s-Werte oberhalb 0,5 w/w (Abb. 30) reflektiert die Ausbildung dieser Doppelketten, die im Plateaubereich oberhalb 0,6 w/w als definierte Strukturen vorliegen. Das bei etwa 0,4 w/w auftretende s-Plateau ist auf einen mit der gleichzeitigen Entstehung von Aggregaten verbundenen Fraktionierungseffekt zurückzuführen (in Vorbereitung) und hängt nicht, wie früher [7, 9] vermutet, mit der Existenz eines physikalisch unabhängigen „ersten Strukturüberganges" bei niedrigen H1/DNA-Verhältnissen zusammen.

4.2.3. Daunomycin-induzierte Effekte

Abbildung 31 enthält eine zusammenfassende Darstellung der Effekte, die nach Zugabe steigender Mengen von Daunomycin zu H1·DNA-Komplexen beobachtet wurden. Die Messungen wurden bei einem festen H1/DNA-Verhältnis von 0,4 w/w durchgeführt. Das Sedimentationsprofil dieser H1·DNA-Komplexe wird durch eine einzige Grenzschicht repräsentiert, deren Breite hauptsächlich von der Molekulargewichtsheterogenität der benutzten DNA-Probe herrührt.

Nach Zugabe von Daunomycin treten in der Ultrazentrifuge hingegen zwei Komponenten mit sehr unterschiedlichen mittleren Sedimentationskoeffizienten auf. Abb. 31A (ausgezogene Kurve) zeigt, daß der Sedimentationskoeffizient der langsam sedimentierenden Komponente (fortan Komplex II genannt) mit steigender Daunomycinkonzentration von 24 S, dem s-Wert des ursprünglichen H1·DNA-Komplexes (vgl. auch Abb. 30), auf einen etwa konstanten Wert um 17 S abfällt. Der letztgenannte s-Wert ist niedriger als derjenige der reinen DNA (Abb. 31A, horizontale Gerade) und nahezu der gleiche wie derjenige von H1-freien DNA·DAU-Komplexen bei hohen Daunomycinkonzentrationen (Abb. 31A, gestrichelte Kurve).

Die Abnahme der Sedimentationsgeschwindigkeit des Komplexes II ist mit dem Auftreten einer neuen, schnell sedimentierenden Komponente (Komplex I) verknüpft, deren relative Konzentration mit wachsender Daunomycinkonzentration ansteigt und schließlich einen Sättigungswert von ca. 50% erreicht (Abb. 31C). Der Sedimentationskoeffizient des Komplexes I fällt bei kleinen Daunomycinzugaben zunächst von 66 S auf 45 S und bleibt dann bei höheren Daunomycinkonzentrationen unverändert (Abb. 31B). Auffallend ist, daß konstante Werte sowohl der relativen Konzentration (Abb. 31 C) als auch des Sedimentationskoeffizienten (Abb. 32 B) des Komplexes I beim gleichen molaren Verhältnis DAU/DNA-P = 0,06 erreicht werden, während der Sedimentationskoeffizient des Komplexes II auch bei höheren Daunomycinzugaben noch signifikante Änderungen aufweist (Abb. 31 A).

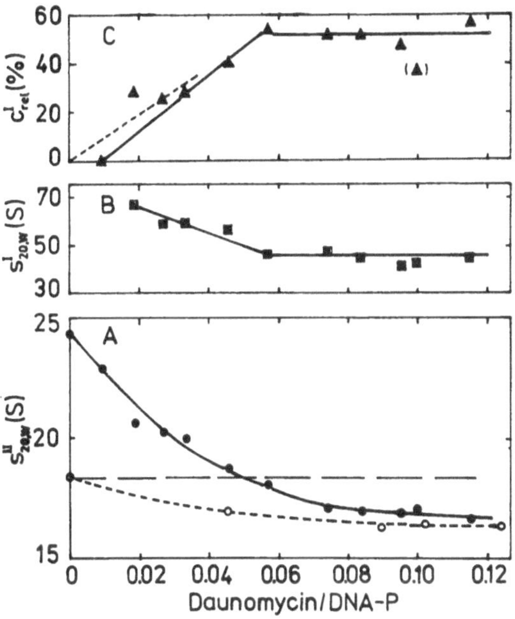

Abb. 31. Sedimentationsverhalten von H1·DNA-Komplexen als Funktion des molaren DAU/DNA-P-Zugabeverhältnisses bei einem festen H1/DNA-Zugabeverhältnis von 0,4 w/w. $M_{DNA} = 7 \cdot 10^6$. (A) Ausgezogene Kurve: Sed. koeff. der langsam sedimentierenden Komponente (Komplex II); punktierte Kurve: Sed.koeff. von H1-freien DNA·DAU-Komplexen (gesonderte Meßreihe). (B) Sed.koeff. der schnell sedimentierenden Komponente (Komplex I). (C) Relative DNA-Konzentration des Komplexes I. — Für jede Messung wurde vor der Daunomycinzufabe ein frischer H1·DNA-Komplex hergestellt. Methodische Einzelheiten s. in [7].

Bei festen H1/DNA-Zugabeverhältnissen von 0,8 w/w (Abb. 32) und 0,2 w/w sind die durch Daunomycin induzierten Effekte im Prinzip den für H1/DNA = 0,4 w/w beschriebenen ähnlich. In allen drei Fällen wurde das Auftreten von zwei unterschiedlich schnell sedimentierenden Komponenten beobachtet. Bei H1/DNA = 0,8 w/w trat neben den Komplexen I und II noch eine Fraktion sehr schnell sedimentierenden Aggregate auf (Abb. 32C), die schon während der Beschleunigung des Rotors bis zur gewählten Arbeitsdrehzahl den Boden der Meßzelle erreichten. (Man beachte, daß bei der Meßserie mit H1/DNA = 0,8 w/w eine DNA-Probe mit höherem Molekulargewicht benutzt wurde als bei 0,4 w/w, sodaß nur ein mittelbarer Vergleich der Sedimentationskoeffizienten in Abbildung 32 – insbesondere des Anfangswertes von Komplex II – mit den entsprechenden Werten in Abb. 30 möglich ist.)

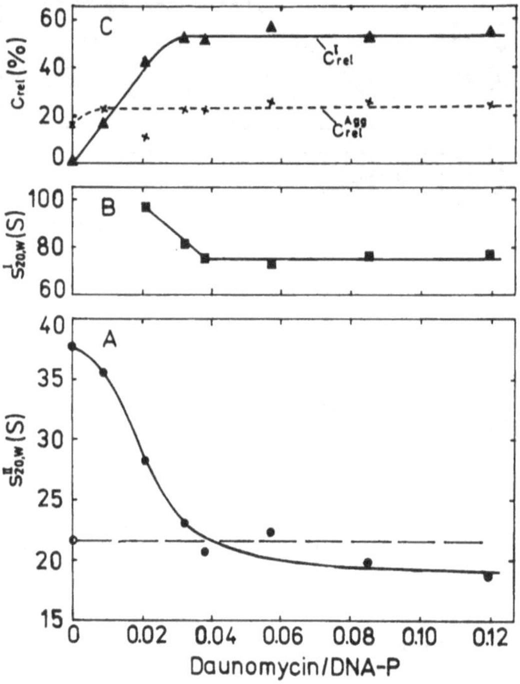

Abb. 32. Sedimentationsverhalten von H1·DNA-Komplexen als Funktion des molaren DAU/DNA-P-Zugabeverhältnisses bei einem festen H1/DNA-Zugabeverhältnis von 0,8 w/w. $M_{DNA} = 12 \cdot 10^6$. Ausgezogene Kurven in (A), (B) und (C): s. Legende zu Abb. 31. Punktierte Kurve in (C): Relative DNA-Konzentration der stark aggregierten Phase.

4.2.5. *Interpretation: Daunomycin induziert eine nicht-statistische Umverteilung der Histon H1-Moleküle*

Der interessanteste Befund besteht darin, daß Daunomycin eine Aufspaltung des sedimentierenden Materials in zwei Komponenten mit ganz unterschiedlichen Sedimentationseigenschaften hervorruft. Die Resultate weisen darauf hin, daß schon bei niedrigen Daunomycinkonzentrationen H1-Moleküle von einem Teil der ursprünglich H1-beladenen DNA-Moleküle abdissoziieren, wobei eine Fraktion von (zumindest partiell) H1-freien DNA·DAU-Komplexen entsteht. Diese Interpretation wird durch die Beobachtung gestützt, wonach der Sedimentationskoeffizient des Komplexes II sich bei hohen DAU/DNA-P-Verhältnissen dem s-Wert von vollständig H1-freien DNA·DAU-Komplexen annähert (Abb. 31A). Die freigesetzten H1-Moleküle werden kooperativ an eine komplementäre Fraktion der ursprünglichen H1·DNA-Komplexe gebunden, wobei ein neuer Komplextyp (H1·DNA·DAU) mit gegenüber dem Ausgangswert höherem H1-Besetzungsgrad entsteht.

Dieser neue Komplex I besitzt in allen Fällen (Abbn. 31B, 32B, und auch bei H1/DNA = 0,2 w/w) eine Struktur höherer Ordnung als der entsprechende H1·DNA-Komplex vor der Daunomycinzugabe, wie aus den beträchtlich höheren Sedimentationskoeffizienten hervorgeht. Die s-Werte des Komplexes I sind sogar größer, als man jeweils gemäß Abbildung 30 für einen H1·DNA-Komplex mit entsprechend größerer H1-Besetzung erwarten würde. Der bei niedrigen DAU/DNA-P-Verhältnissen auftretende Abfall des s-Wertes des Komplexes I (Abbn. 31B, 32B) dürfte mit dem mehrfach beschriebenen [8, 11] Effekt zusammenhängen, wonach Histon H1 unter für eine kooperative Bindung typischen Bedingungen eine deutliche Vorzugsaffinität gegenüber hochmolekularer DNA besitzt [7]. Die nach Erreichen einer konstanten Konzentration des Komplexes I (Abbn. 31C, 32C) beobachtete Konstanz der s^I-Werte über einen breiten DAU/DNA-P-Bereich hinweg (Abbn. 31B, 32B) weist jedenfalls auf eine relativ definierte Struktur des Komplexes I hin.

Die Resultate zeigen also, daß Daunomycin eine nicht-statistische Umverteilung der H1-Moleküle über die in Lösung vorhandenen DNA-Moleküle induziert, wobei ein ternärer Komplex mit neuartigen Struktureigenschaften entsteht. Eine ähnliche Umverteilung von H1 wurde von Böttger et al. [12] aus der durch Äthidium induzierten Assoziation von aus Histon H1 und superhelikaler SV40-DNA gebildeten Komplexen geschlußfolgert. Unter bestimmten ionalen Bedingungen ruft Äthidium auch eine ausgeprägte Aggregation von Rattenleberchromatin hervor [13]. Der letztgenannte Effekt wird offenbar durch eine Änderung des Bindungsverhaltens von H1 vermittelt, denn die Chromatinaggregation tritt nicht auf, wenn das Histon H1 durch Verwendung höherer Salzkonzentrationen vom Chromatin abgespalten wird [13].

Der für die Umverteilung der H1-Moleküle verantwortliche Mechanismus ist noch unklar. Offensichtlich ist der Fall der Disproportionierung der H1-Bindung in Gegenwart von Daunomycin energetisch bevorzugt. Ein detailliertes Modell kann nicht vorgeschlagen werden, solange nicht die Verteilung des Daunomycins über die beiden Komplextypen I und II bei unterschiedlichen Daunomycinkonzentrationen bekannt ist. Einige vorläufige Messungen zu dieser

Fragestellung wurden an der Grenze des Auflösungsvermögens des Ultrazentrifugen-Scanningsystems durchgeführt [7]. Danach ist bei H1/DNA = 0,4 w/w und DAU/DNA-P = 0,1 an beide Komplexe etwa gleichviel Daunomycin gebunden, während bei DAU/DNA-P = 0,3 der Komplex I eine höhere Daunomycinbesetzung aufweist als Komplex II. Der in Gegenwart von Daunomycin auftretende schnell sedimentierende Komplex H1·DNA·DAU ist jedenfalls offensichtlich durch eine stark kooperative Bindung des H1 charakterisiert und enthält möglicherweise mehrere DNA-Moleküle.

4.2.5. Übertragung der Ergebnisse auf Literaturbefunde an Chromatin

Der hier an H1·DNA-Komplexen beobachtete Effekt der daunomycininduzierten Umverteilung von H1-Molekülen dürfte für die Wechselwirkung interkalierender Wirkstoffe mit Nukleoproteinen, die unter dem Einfluß interkalierender Substanzen eine strukturelle Umorganisation erfahren können, von allgemeiner Bedeutung sein. Kürzlich wurde von Waldes und Center [2, 3] gefunden, daß Adriamycin, Daunomycin, Rubidazon und andere eng verwandte Antitumoragentien isoliertes Chromatin zu kompaktisieren vermögen. Das wirkstoffbehandelte Chromatin erscheint im elektronenmikroskopischen Bild stark kondensiert und spaltet bei der Zentrifugation im neutralen Sucrosegradienten in zwei Komponenten mit stark unterschiedlichen Sedimentationsgeschwindigkeiten auf [3]. Dabei scheint der Prozentsatz des schnell sedimentierenden (kondensierten) Chromatins mit wachsender DNA-Bindungsaffinität der verschiedenen Anthrazykline anzusteigen [3]. Die Fähigkeit des Adriamycins zur Chromatinkompaktisierung verschwindet außerdem in der Gegenwart von 0,4 m NaCl, d. h. unter Ionenbedingungen, bei denen Histon H1 vom Chromatin abdissoziiert. Ein Vergleich dieser Resultate mit den in der vorliegenden Arbeit und in [13] beschriebenen Befunden legt die Vermutung nahe, daß die durch Adriamycin, Daunomycin und andere Anthrazyklin-Antibiotika hervorgerufene Kompaktisierung des Chromatins durch das Histon H1 vermittelt wird.

Schließlich sei noch erwähnt, daß der Effekt der anthrazyklin-induzierten Umverteilung von Histon H1 für die Entwicklung adäquater theoretischer Modelle von Interesse sein sollte, die als Basis für die Bestimmung thermodynamischer Parameter aus experimentellen Bindungsuntersuchungen an Nukleoproteinsystemen dienen.

Literatur

[1] Chaires, J. B., N. Dattagupta, D. M. Crothers: Biochemistry **22** (1983), 284

[2] Waldes, H., M. S. Center: Biochem. Biophys. Res. Comm. **98** (1981), 95

[3] Waldes, H., M. S. Center: Biochem. Pharmacol. **31** (1982), 1057

[4] Vig, B. K., L. D. Samuels, S. B. Contras: Chromosoma **29** (1970), 62; Vig, B. K.: Cancer Res. **31** (1971), 32

[5] Thoma, F., Th. Koller, A. Klug: J. Cell. Biol. **83** (1979), 403

[6] Losa, R., F. Thoma, Th. Koller: J. Mol. Biol. **175** (1984), 529

[7] Triebel, H., H. Bär, K. E. Reinert: studia biophysica **104** (1984), 71

[8] Renz, M., L. A. Day: Biochemistry **15** (1976), 3220

[9] Triebel, H., H. Bär, G. Burckhardt, K. E. Reinert: Int. J. Biol. Macromol. **8** (1986) 295

[10] von Mickwitz, C. U., G. Burckhardt, H. Fenske, Ch. Zimmer: FEBS Lett. **98** (1979), 324

[11] Aviles, P. J., T. Diez-Caballero, J. Palau, A. Albert: Biochimie **60** (1978), 445

[12] Böttger, M., C. U. von Mickwitz, S. Scherneck, G. Grade, R. Lindigkeit: Nucl. Acids Res. **20** (1981), 5253

[13] Karawajew, L., M. Böttger, H. Fenske, S. Heymann, J. Behlke, R. Lindigkeit: studia biophysica **87** (1982), 1

5. MEMBRANPERMEATION UND INAKTIVIERUNGS-REAKTIONEN

5.1. Zur Permeation durch die Zellmembran

Nach AUGSTEN [29] permeiert im Gegensatz zu VBII (1 basischer Zucker an C7) das VBI (2 basische Zucker an C7 und C10) nicht, sondern verursacht strukturelle Membranveränderungen, wobei als Testobjekt in vitro Kulturen der lymphatischen Zellen L 1210 dienten. Da die elektrische Feldimpulsmethode infolge Porenerweiterung die Penetration zu erhöhen vermag, läßt sich zwischen dem Ausmaß der Penetrationshemmung beim größeren Molekül (VBI) und dem Anteil seines Komplexes mit Membranbestandteilen differenzieren. Außerdem ist die Kenntnis der Verteilung in der Zelle eine Voraussetzung für den Wirkungsvergleich, d. h. gleiche Konzentrationen im Targetbereich müssen gegeben sein. Der Transport obengenannter Anthrazykline ins Zellinnere und zurück ins Medium wurde mit den Methoden der Zellmikrospektralphotometrie und Bildanalyse untersucht. Parallel zu den Transportanalysen wurde der physiologische Zustand der Zellen charakterisiert.

5.1.1. Material und Methoden

Die L 1210 Zellen aus der logarithmischen Wachstumsphase wurden in 3 mM Lösungen von VBI und VBII 10 Minuten lang behandelt. Anschließend wurden die Zellen gewaschen und in frisches Medium gebracht. Die elektrische Feldbehandlung der Zellen erfolgte vor dem Einbringen der Zellen in die Anthrazyklinlösungen. Für die Feldbehandlung wurde ein Feldimpuls von 5 kV/cm und 20 μs Dauer gesetzt. Anschließend (ca. 1 min nach der Behandlung) wurden die Zellen 10 Minuten in die Anthrazyklinlösung überführt und danach wie oben behandelt.

Zu den in der Abbildung 33 angegebenen Zeiten wurden die Konzentrationen der Anthrazykline am Zellkern bei $\lambda = 500$ nm mikrospektralphotometrisch [30] bestimmt. Zur Beschreibung der Verteilung der Substanz an der Zelloberfläche und im Zellinneren wurden bildanalytische Parameter aus dem mikroskopischen Durchlicht-Hellfeld-Bild der Zellen bei $\lambda = 500$ nm und dem Phasenkontrastbild bei $\lambda = 550$ nm (Objektiv HI 100 X) mit dem Quantimet 720 unmittelbar nach der Anthrazyklinbehandlung ermittelt.

Zur Charakterisierung der Vitalität der Zellen diente einerseits der Eosintest nach SCHRECK und andererseits das Wachstumsverhalten, indem die Zellzahl in definierten Volumina der Kulturlösung (Zählung in der Bürkerkammer) bestimmt wurde.

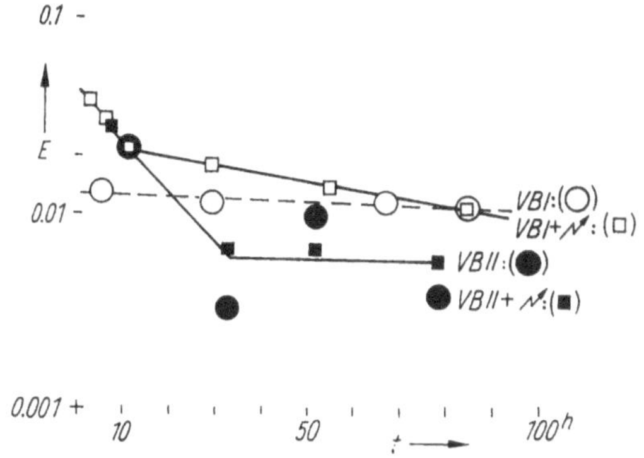

Abb. 33. Extinktions-Zeit-Verlauf bei $\lambda = 500$ nm in der Zellkernregion von L 1210-Zellen;

10 min Behandlung der Zellen mit 3 mM VBII (●) bzw. Feldimpuls + 3 mM VBII (■);
10 min Behandlung der Zellen mit 3 mM VBI (○) bzw. Feldimpuls + 3 mM VBI (□).

5.1.2. Resultate und Diskussion

5 Kriterien wurden angewandt, um die Wirkung und den Transport der Anthrazykline in bzw. aus den Zellen ins Medium zu untersuchen:

1. Konzentration der Substanzen in der Zelle kurz nach der Behandlung.
2. Morphologische Charakterisierung des Anfangszustandes der Zellen.
3. Physiologische Aktivitäten der Zellen kurz nach der Behandlung.
4. Kinetik des Transportes der Substanzen von der Zelle ins Medium.
5. Kinetik der Zellteilung.

Der Anfangszustand der Zellen nach der Behandlung weist erhebliche Unterschiede in der Substanzverteilung innerhalb der Zelle auf. Während im Falle des VBII mit nur einem Zuckerrest keine Unterschiede zwischen dem Eindringen durch Diffusion bzw. durch Feldbehandlung bestehen, ist im Falle VBI mit zwei Zuckerresten ohne Feldbehandlung nur etwa 25% der maximalen Substanzkonzentration des Mediums an bzw. in der Zelle fixiert (Abb. 33). Das zeigen auch die Flächenrepräsentanzkurven der Phasenkontrastbilder der Zellen (Abb. 34). Die Änderung der Fläche ΔF im Vergleich zum entsprechenden Kontrollpräparat bei verschiedenen Transparenzwerten T zeigt, daß im

Falle der Feldinkorporation (Abb. 34, obere Kurve Δ $\triangleq$ ϟ + VBI; 0 $\triangleq$ ϟ + VBII; als Kontrolle dienten Zellen ohne Anthrazyklinbehandlung, die aber dem Feldimpuls ausgesetzt waren, F_0 ist der normierte Flächenwert einer Zelle, keine Unterschiede in der Dichteverteilung der Zellstrukturen und

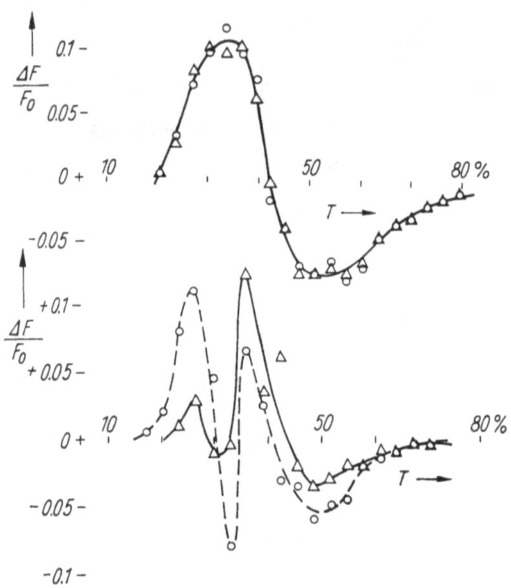

Abb. 34. Phasenkontrastmikroskopische Dichteänderungen am Zellkern, -Membran und -Plasma unmittelbar nach Behandlung der L 1210-Zellen.
ΔF = Differenz der mittleren Äquidensitenfläche einer behandelten und zugehörigen Kontrollzelle.
F_0 = normierte Summe der Äquidensitenflächen/Zelle. Obere Kurve: 10 min Behandlung der Zellen mit Feldimpuls und VBI (△) bzw. VBII (○)
Kontrollzellen = mit Feldimpuls behandelte Zellen; untere Kurven: 10 min Behandlung der Zellen mit VBI (△) bzw. VBII (○), Kontrollzellen = unbehandelte Zellen.

-organellen auftreten. Die Kurve zeigt ferner, daß gegenüber der Kontrolle im Bereich $20\% < T < 42\%$ optisch dichtere Strukturen vorhanden sind, die vorwiegend dem Zellkern zugeordnet sind. Die negative Bande im Bereich $42\% < T < 80\%$ resultiert aus der Flächenrepräsentanz der optisch dünneren Kontrollzellen im Bereich des Zellplasmas. Dieser Befund korreliert mit dem mikrospektrophotometrisch erhaltenen Extinktionswert $E = 0{,}04$ in der Zelle nach Feldbehandlung. Da dieser Extinktionswert der freien Lösung von $10\,\mu$m

Schichtdicke entspricht, kann gefolgert werden, daß der Influx der Anthrazykline den Sättigungswert der Lösung nach der Behandlung der Zellen erreicht hat.

Ohne Feldbehandlung verursachen die Anthrazykline strukturelle Unterschiede in der Zellmorphologie nach Abbildung 34 (untere Kurven). Hierbei dienten unbehandelte Zellen als Kontrollzellen. Die gestrichelte Kurve ist der Behandlung mit VBII, die ausgezogene Kurve der Behandlung mit VBI zugeordnet. Im optisch dichteren Teil der Zelle können zwei Banden unterschieden werden, die im Bereich $20\% < T < 30\%$ dem Zellkern und im Bereich $30\% < T < 40\%$ der Zellmembranregion entsprechen. Im Gegensatz zu VBII ist der Effekt des VBI am Zellkern gering. In der Zellmembranregion kehrt sich der Effekt um, d. h. VBI lagert sich überwiegend an der Membrangrenze und VBII im Zellkern an. Diese Wirkung von VBI wird auch durch den geringen Extinktionsanstieg gemäß Abbildung 33 im Anfangszustand $t = 0$ gekennzeichnet.

Die physiologische Aktivität der Zellen ist in Tabelle 18 (Schreck-Test) charakterisiert. Sie zeigt, daß die kombinierte Anwendung von Feldimpuls und Anthrazyklinwirkung zu einer erheblichen Erniedrigung der Reduktionskapazität der Zellen führt.

Tabelle 18

Stoffwechselaktivität der Zellen

Probe	Halbwertszeit $t_{1/2}$ (hrs) der Pharmakon-permeation	Verdopplungs-zeit (hrs)	Überlebende 10 Minuten nach Behandlung	
			Schreck-Test	extrapolierter Wert ($t = 0$) aus der Wachstumskurve
Kontrolle		12	100%	100%
Kontrolle + ϟ		18	83%	100%
VBI	> 100	68	96%	100%
VBI + ϟ	12, 100	−74	18%	0%
VBII	12	18	87%	53%
VBII + ϟ	12	20	47%	22%

Die Kinetik des Substanztransportes aus dem Zellinneren in das Medium geht aus Abbildung 33 hervor. Die Auswertung liefert für die Halbwertszeit der Reaktion 1. Ordnung nach Tabelle 18, daß im Gegensatz zu VBII das VBI um den Faktor 8 langsamer diffundiert. Bei Feldbehandlung ergibt sich eine zweite Reaktion für VBI (Kurvenverlauf $0 < t < 10$ h), die der normalen Diffusionszeit des VBII aus dem Zellinneren ins Medium entspricht.

Die Analyse des Zellteilungsverlaufes ergibt nach Abbildung 35, daß die Verdopplungszeiten (vgl. Tab. 18) bei VBII denen der Kontrolle entsprechen und in diesem Falle auch die Feldbehandlung keine signifikanten Unterschiede ergibt. Demgegenüber verursacht bereits die Anwesenheit von VBI an der Membran eine erhebliche Verlängerung der Zellteilung. Die zusätzliche Feldbehandlung führt zum Absterben der Zellen.

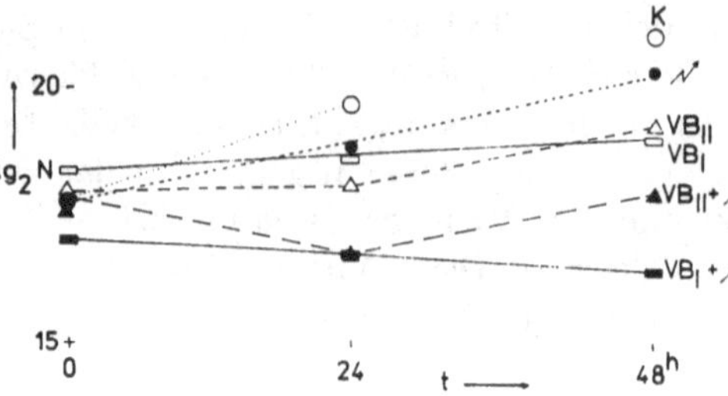

Abb. 35. Wachstumsverlauf der Zellen im Kulturmedium nach dem Waschen

lg_2N = Zellzahl/ml in logarithmischen Werten zur Basis 2
○ = Zellen ohne Behandlung
● = Zellen mit Feldimpuls behandelt
□ = Zellen 10 min mit VBI behandelt
△ = Zellen 10 min mit VBII behandelt
■ = Zellen mit Feldimpuls und 10 min VBI gehandelt
▲ = Zellen mit Feldimpuls und 10min VBII behandelt.

Durch die angewandte Methodik konnte die Diffusion der Anthrazykline vom Zellinneren ins Medium als auch von der Zelloberfläche ins Medium gut charakterisiert werden. Auf Grund der morphologischen und mikrospektroskopischen Befunde kann gefolgert werden, daß die langsame Reaktion in Abbildung 33 der Desorption des VBI an der Zelloberfläche zugeordnet werden kann.

Durch feldstimulierte Inkorporation des VBI erhöht sich die Wirkung der Substanz, wie durch das Absterben aller Zellen gezeigt werden konnte.

Da das VBII eine vergleichbar hohe Bindungsaffinität an Membranbestandteilen haben dürfte wie etwa das Adriamycin und dennoch die Membran passiert, muß andererseits für VBI eine zusätzliche Permeationshemmung infolge zu kleiner Poren angenommen werden. Dadurch kann sich eine hohe Bindungsaffinität zur DNA nicht tumorhemmend auswirken [30].

5.2. Polarographische Modellierung metabolischer Inaktivierungsreaktionen

5.2.1. Vorbemerkungen

Neben den bisher analysierten physikochemischen Eigenschaften der Anthrazykline sind auch ihre metabolischen Abbaureaktionen für ihre Wirkung und somit für ihre therapeutische Nutzbarkeit verantwortlich. Die hauptsächlichste Inaktivierung erfolgt enzymatisch auf reduktivem Wege, wobei die Chinongruppe als positivster Elektronenakzeptor am leichtesten hydriert wird. Von diesem Angriffspunkt aus schließen sich eine Folge von Reaktionen an, die sich durch polarographische Methoden modellieren lassen. In diesem Teil soll der bisherige Stand zusammenfassend dargestellt werden [1, 2]. Die experimentellen Grundlagen der verwendeten polarographischen Untersuchungen dürften hinlänglich bekannt sein.

Neben der klassischen Gleichspannungspolarographie (d. c. Polarographie) für Anthrazyklinbestimmungen — auch in Gegenwart von biopolymeren Rezeptoren [7] — wurden moderne Methoden der Polarisierung von Quecksilberelektroden eingesetzt wie die Wechselstrompolarographie nach B. Breyer (a.c. Polarographie) [4—6], die Differential-Pulspolarographie (d. p. Polarographie) [4, 8, 9] und die zyklische Voltammetrie (c. v.) [10]. Häufig erfolgte die Kombination mit der präparativen Coulometrie, deren Produkte durch folgende Methoden identifiziert werden: Dünnschichtchromatographie, Gaschromatographie — Massenspektrometrie, IR-Spektrometrie, NMR-Spektroskopie, Absorptionsspektroskopie im sichtbaren und UV-Gebiet [4—7]. Wegen der starken Adsorption der Anthrazykline an der Elektrodenoberfläche wird bei niedrigen Konzentrationen ($< 10^{-5}$ M) gemessen.

Für die Reduktionen durch Mikroorganismen oder Krebszellen (L 1210) werden der Anthrazyklinlösung eine Anzahl von etwa 10^6 Zellen pro ml zugesetzt und die Abnahme der Chinonstufe mittels d. c. Polarographie verfolgt.

5.2.2. Die wichtigsten Ergebnisse der polarographischen Reduktionen

Seit den ersten Messungen mit der d. c. Polarographie [11, 12] lassen sich auf dem Polarogramm mehrere Stufen in zwei Potentialbereichen unterscheiden, und zwar —0,5 V bis —0,9 V und 0,9 V bis —1,5 V (gemessen gegen die Normalkalomelelektrode).

Im ersten Bereich werden die Elektronen unmittelbar von der Chinongruppe des Chromophors aufgenommen, wie es für Anthrachinone gut bekannt ist. Allerdings zeigen die Anthrazykline mehrere überraschende Abweichungen:

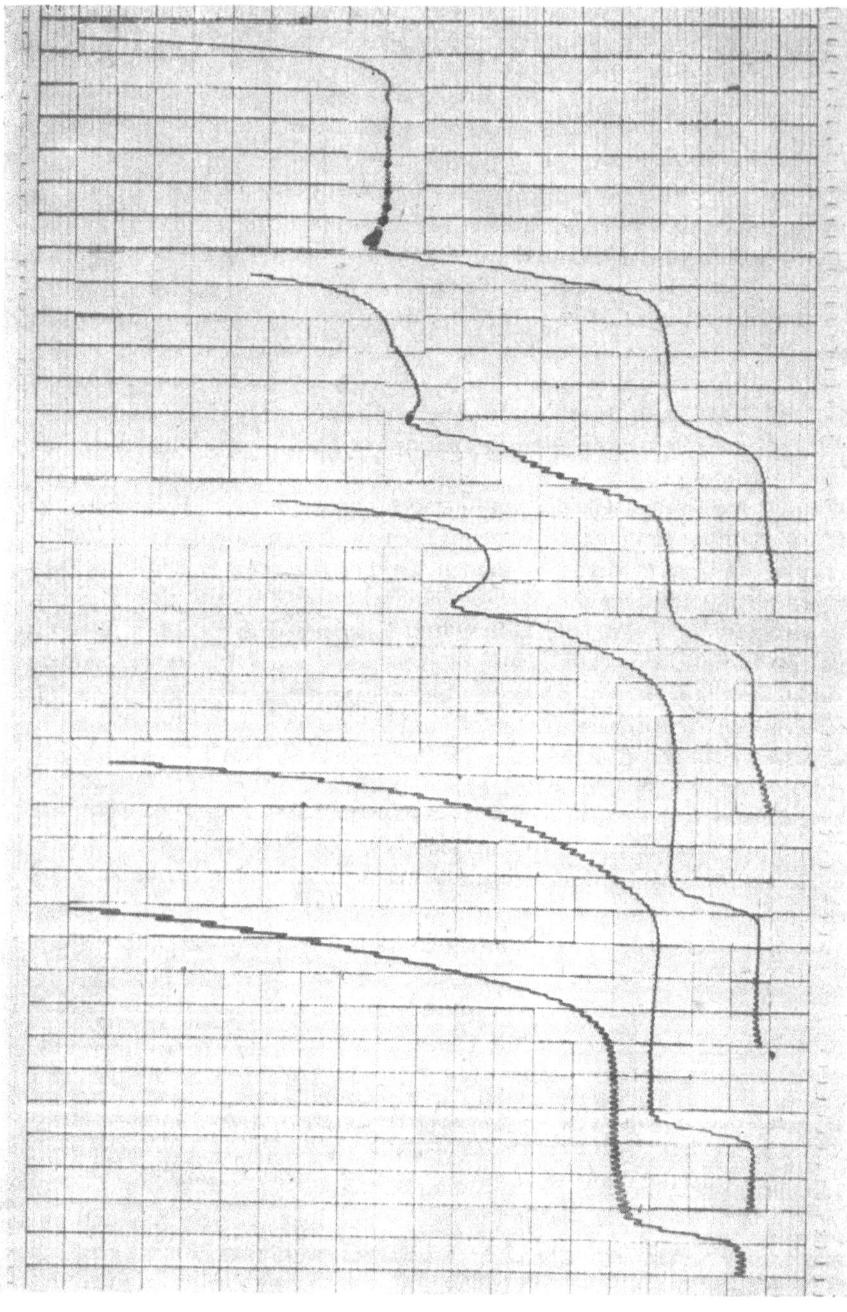

– die Adsorption der oxydierten und reduzierten Formen, angezeigt u. a. durch kleine Vor- oder Nachstufen (Abb. 36), durch die Deformation der Strom-Zeitkurven des Einzeltropfens und durch verkleinerte Oxydationspeaks bei der Voltammetrie an der stationären Quecksilbertropfelektrode. Die Anwendung tieferer Temperaturen (10 °C) und niedrigerer pH-Werte ($\leqq$ pH 5) – jedoch nicht so sehr organische Lösungsmittel – vermindern diese Störungen, (Abb. 37)

– Spaltung der glykosidischen Bindung vorzugsweise bei Zuckern an C-7 nach einem Schema mit einigen hypothetischen Zwischenprodukten, die durch elektrochemische und chemische Umsetzungen (ECE-Mechanismus) gebildet werden [3, 8, 9], und zwar monomolekular oder bimolekular (Abb. 38).

Diese Zuckerabspaltung bewirkt den kinetischen Charakter der ersten d. c. Stufe, der sich u. a. äußert in:

– einer geringeren Abhängigkeit der Stufenhöhe von der Quecksilberniveauhöhe, wobei sich der Adsorptionseffekt überlagern kann,

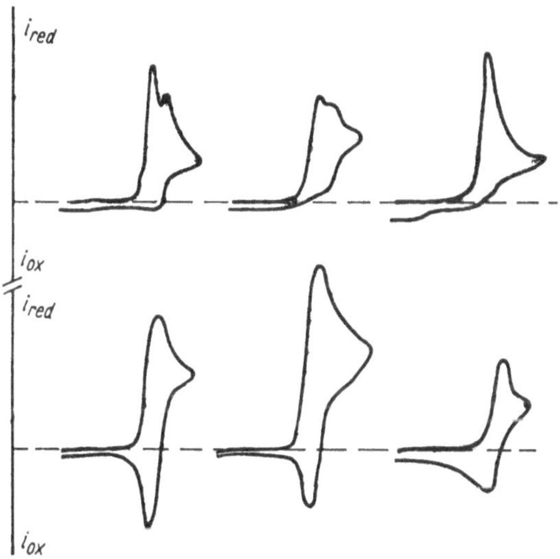

Abb. 37. Voltammetrie am stationären Quecksilbertropfen (sweep time 0,79 V/min; $5 \cdot 10^{-5}$ M DAM und Daunomycinon (untere Reihe rechts) in Phosphatpuffer

obere Reihe (v. l. n. r.) 25 °C, pH 7; 46 °C, pH 7; 25 °C, pH 7, +60% C_2H_5OH

untere Reihe (v. l. n. r.) 25 °C, pH 5, +0,05% Tween 80; 40 °C, pH 5, +0,05% Tween 80; 25 °C, pH 7, +60% C_2H_5OH.

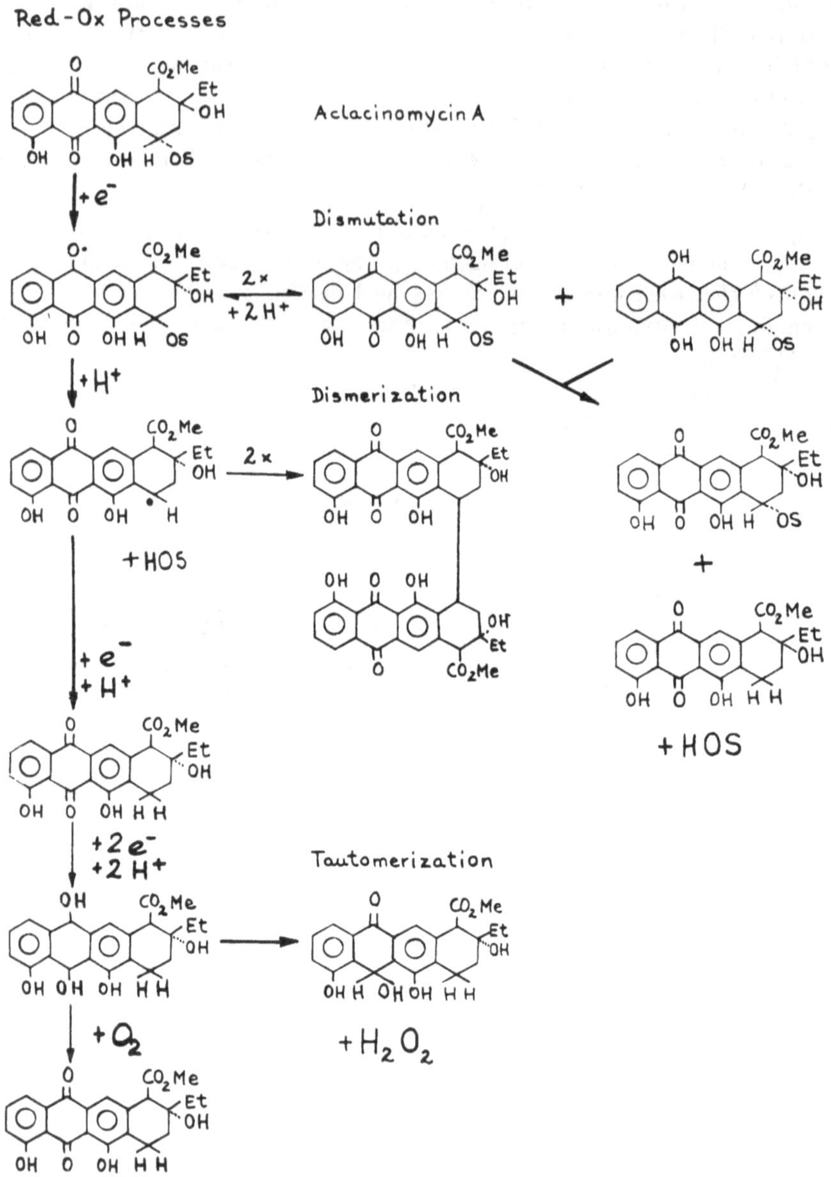

Abb. 38. Reaktionsschemata der Zuckerabspaltung. Dismutation, Dimerisation, Tautomerisation, Reoxydation und Peroxidbildung.

- dem katodischen Doppelpeak an der stationären Quecksilbertropfen-elektrode [4] (Abb. 37),
- dem katodischen Doppelpeak, angezeigt durch c. v. [8] oder d. p. Polarographie [4, 9] (Abb. 39),
- der schrittweisen coulometrischen Analyse [5] (vgl. Kap. 2.).

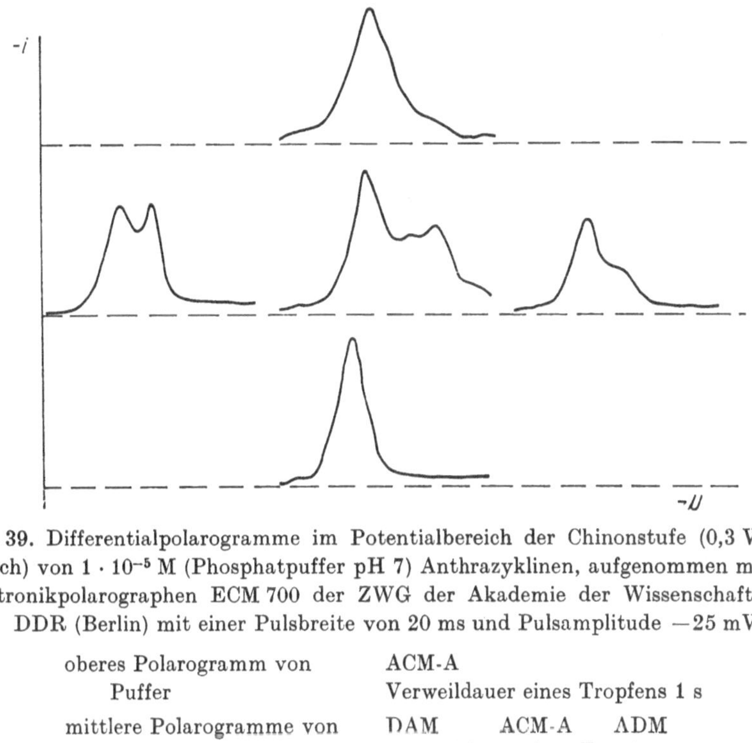

Abb. 39. Differentialpolarogramme im Potentialbereich der Chinonstufe (0,3 V Meßbereich) von $1 \cdot 10^{-5}$ M (Phosphatpuffer pH 7) Anthrazyklinen, aufgenommen mit dem Elektronikpolarographen ECM 700 der ZWG der Akademie der Wissenschaften der DDR (Berlin) mit einer Pulsbreite von 20 ms und Pulsamplitude −25 mV

oberes Polarogramm von Puffer	ACM-A Verweildauer eines Tropfens 1 s
mittlere Polarogramme von +0,01% Tween 80	DAM ACM-A ADM Verweildauer eines Tropfens 8 s
unteres Polarogramm von ohne	ACM-A Verweildauer eines Tropfens 8 s.

Der erste der beiden Peaks wird verursacht durch die Elektronenaufnahme des intakten Anthrazyklins, der zweite 30–50 mV negativere entsteht durch die Reduktion des Aglykons zum Hydrochinon (Abb. 39). Dabei werden insgesamt 4e⁻ verbraucht, wobei die Deglykolisierung sich im Sekundenbereich abspielt. Bei gleichen experimentellen Bedingungen kann das Verhältnis beider Peakhöhen als ein Maß für die Stabilität des primär gebildeten Semichinonradikals angesehen werden, was natürlich von den elektronischen Eigenschaften benachbarter Substituenten abhängt. Beispielsweise sinkt danach die relative Geschwindigkeit der konsekutiven Zuckerabspaltung in der Reihe:

DAM 1
ACM-A 0,67
ADM 0,5

Kürzlich wurde nun berichtet [9], daß die überwiegende Konfiguration des nichtaromatischen Ringes D, nämlich als sog. „β half chair" Form, eine stereospezifische Voraussetzung für die Zuckerabspaltung in C-7 sei, wozu in Abschnitt 5.2.3. mehr gesagt wird.

Im zweiten (negativeren) Potentialbereich werden vielgestaltige katalytische Wasserstoffwellen registriert, die vom protonierten Aminozucker herrühren und die Reduktion der Ketogruppe an C-13 überlappen können (Abb 36). Im alkalischen pH-Bereich verschwinden diese katalytischen Effekte.

5.2.3. *Reaktionswege der coulometrischen Reduktion*

Aus der Analyse coulometrisch gewonnener Produkte sind zunächst zwei Hauptwege abzuleiten:

a) die bekannte anthrachinonähnliche Reduktion der Chinongruppe zum Hydrochinon durch Aufnahme von zwei Elektronen wurde festgestellt für Iremycin und Roseorubicin-A, sowie auch für Mitoxanthron.

b) Der bereits erwähnte ECE Mechanismus [5] für Anthrazykline mit Zucker(n) in Position C-7 und OH-Gruppen an C-6 und C-11 ergibt 7-Desoxyanthrazyklinone durch Aufnahme von zwei Elektronen (Abb. 38) via Semichinon. Im besonderen Fall von β-Rhodomycin II mit je einem Zucker an C-7 und C-10 wird nur der von C-7 abgespalten.

Von diesen beiden Regeln sind bisher drei Ausnahmen bekannt geworden:

— mit Aclacinomycin-A — mit dem 11-Desoxychromophor — wird hauptsächlich das Dimere 7,7'bis(7-desoxyaklavinon) gebildet,
— andererseits erfolgt vom 6-Desoxychromophor (z. B. 4-Desmethoxy-6-desoxydaunomycin) keine Zuckerabspaltung, weil sich die Konfiguration des D-Ringes verändert zur „β half-chair" Form.
— Aus dem gleichen Grund wird das C-10 (S) enantiomere Methoxydaunomycin nicht deglykosidiert im Gegensatz zum C-10 (R)-Methoxydaunomycin [9].

Physikochemische Analysen einiger Derivate nach unterschiedlichen Reduktionsbedingungen führten zur Auffindung von zwei weiteren chemischen Reaktionen.

Oxydative Umlagerung bei 5-iminodaunomycin

Bei der Prüfung des ECE Mechanismus am 5-IMM wurde eine markante Abweichung gegenüber dem DAM entdeckt, indem ein anderes Reoxydationsprodukt entsteht. Im Polarogramm zeigt sich bis zur Stufe des Hydrochinons nichts Auffälliges. Die Zuckerabspaltung nach Aufnahme der ersten beiden Elektronen ergibt das 7-Desoxy-5-iminodaunomycinon [13] ohne wesentliche Änderung des Ausgangsabsorptionsspektrums. Im Massenspektrum resultierte ein Molekulargewicht von 381,125. Im H-NMR Spektrum werden im D-Ring 6 Protonen (je zwei an C-7, C-8, C-10) zwischen 1,8—3,1 ppm angezeigt. Mit den nächsten beiden Elektronen wird das zugehörige Hydrochinon, erkenntlich an der reversiblen Oxydationsstufe (Abb. 40), gebildet. Wenn aber durch

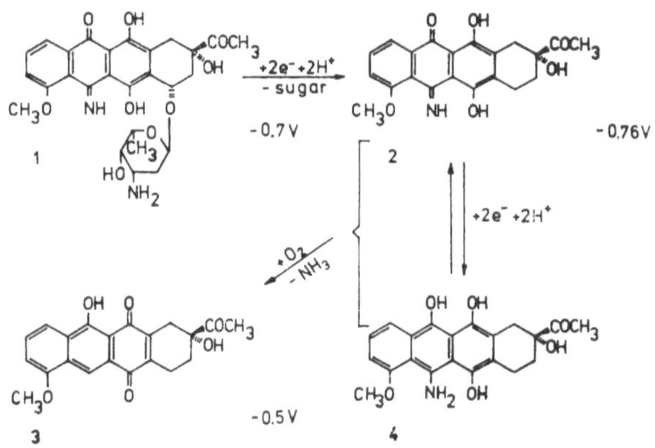

Abb. 40. Reaktionsschema des 5-Iminodaunomycins.
1) 5-IMM, 2) 5-Iminodaunomycinon, 3) Naphthacenchinon, 4) „Hydrochinon".

Sauerstoff oxydiert wird, entsteht eine um 0,2 Volt positivere Reduktionsstufe ($U_{1/2} = -0{,}5$ V). Nach der Isolierung werden an dieser neuen Substanz gemessen:

— ein höherer R_F-Wert: 0,65 $<$ 0,75
— Chinonbanden im IR Spektrum bei 1660 und 1606 cm^{-1}
— Molekulargewicht 366,1121
— kein Stickstoff im Molekül
— eine Wasserstoffbrücke mit $\nu = 13{,}77$ und
— ein zweites aromatisches Proton $\nu = 8{,}51$.

Diese Daten — mit anderen Argumenten zusammen — treffen für das Endprodukt der Redoxprozesse des 5-IMM auf das 9-Azetyl-9,12-dihydroxy-4-methoxy-7,8,9,10-tetrahydro-6,11-naphthazenchinon (Abb. 40) zu [13]. Folgerungen aus diesem unerwarteten Verhalten werden in Abschnitt 5.2.4. behandelt.

Die Tautomerisation der Hydrochinone

Die polarographische Oxydationsstufe der reduzierten 7-Desoxyanthrazyklinone nimmt in Abwesenheit von Sauerstoff langsam ab und eine neue negativere Reduktionsstufe wächst dafür an (Abb. 41). Den entsprechenden Verlauf haben wir früher beim 2-Oxyanthrahydrochinon gefunden (Fig. 5 in [14]). Daher dürfte auch im Falle der reduzierten Anthrazyklinone eine Tautomerisation, wie in Abbildung 38 dargestellt, erfolgen, wonach das gebildete Oxanthron an seiner Ketogruppe bei etwa —1,3 V reduziert wird. Bislang wurde die schnellste Tautomerisation beim reduzierten ACM-A gemessen.

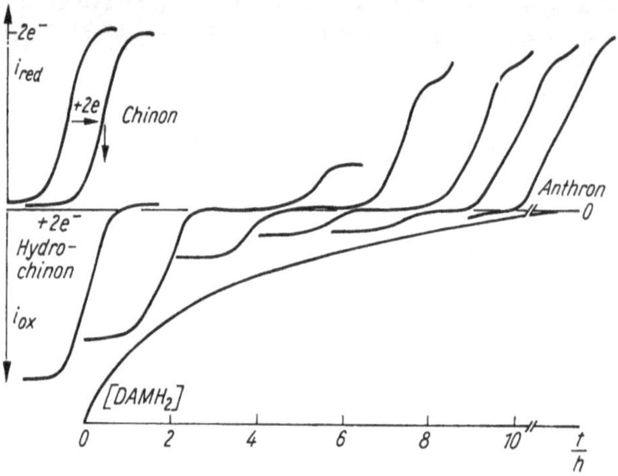

Abb. 41. Schema der Reduktion von DAM ($1 \cdot 10^{-5}$ M, Phosphatpuffer pH 8) mit Zuckerabspaltung und der Tautomerisierung des Hydrochinons.

Das Absorptionsspektrum des isolierten Oxanthrons ist damit in Einklang.

Ein anderes Gebiet sind Elektrooxydationen der Anthrazykline an Festelektroden [16], die irreversibel verlaufen.

Von besonderem Interesse sind weiterhin die Reoxydationen der Hydrochinone durch Sauerstoff unter Bildung von Wasserstoffperoxyd [17], welches den ursprünglichen katodischen Stufen überlagert ist [4], und zwar im Potentialbereich der Ketonstufen. Nach Zusatz von Katalase verschwindet die Wasserstoffperoxydwelle.

5.2.4. Metabolische Modellreaktionen

Die Spaltprodukte der enzymatischen und der polarographischen Reduktion sind — soweit bekannt — dieselben [3].

Aus diesem Grunde sollen daraus resultierende Aspekte diskutiert werden.

Hydrierung der Chinongruppen

Die Reduktion der Anthrachinone erstreckt sich über etwa 0,3 V zwischen −0,5 bis −0,8 V bei pH 7, ein Bereich in dem die Reduktasen der Zelle schnell hydrieren können. Dabei laufen die geschilderten Mechanismen ab und zusätzlich wird die Ketogruppe C-13 hydriert, so daß unter den Metaboliten häufig Anthrachinole gefunden werden [18]. Da diese Ketogruppe elektrochemisch erst bei −1,4 V reduziert wird, ist das für Enzyme ebenso bemerkenswert wie die Hydrierung der Ketogruppe der Cinerulose des ACM-A, was elektrochemisch noch nicht geprüft wurde.

Zuckerabspaltung

Hiernach wird enzymatisch als auch elektrochemisch das 7-Desoxyderivat gebildet. Für den Stoffwechsel ergeben sich dadurch folgende Auswirkungen:

— Erniedrigung der Löslichkeit
— Absenkung der Bindungskonstante (Affinität zu Nukleinsäuren) um ca. 2 Zehnerpotenzen (vgl. Tab. 2), verbunden mit einem Verlust der kanzerostatischen Aktivität.

Schon während der Fermentation setzt die Zuckerabspaltung ein, und die d. p. Polarographie erscheint dafür geeignet, diese enzymatische Inaktivierung nach dem Peakhöhenverhältnis (Abb. 39) zu kontrollieren.

Dagegen müßten die stabilen Anthrazykline wie IRM, 4-Desmethoxy-6-desoxydaunomycin etc. eine längere therapeutische Wirksamkeit entfalten bzw. in kleineren Dosen applizierbar sein. Diese Folgerung wird von der therapeutischen Praxis widerlegt, weshalb noch andere Faktoren zu berücksichtigen sind, wie die Penetrationsgeschwindigkeit durch die Zellmembran, die Struktur des Komplexes mit DNA respektive mit Chromatin [1]. Beispielsweise ist die Bindungskonstante des IRM deutlich kleiner als die des ACM-A (Tab. 2). In diesem Zusammenhang sei erwähnt, daß d. c. und d. p. polarographische Bestimmungen [4, 7, 21] von Bindungskonstanten semiquantitativ möglich sind infolge des hundertfachen Unterschiedes in den Diffusionskonstanten von freiem Ligand und Komplex. Aus früheren polarographischen Untersuchungen [4, 7] schlossen wir auf ein Strukturmodell für den DNA-Anthrazyklinkomplex. Danach folgt einer schnellen elektrostatischen Attraktion zwischen Aminozucker und Phosphatladungen die langsamere Interkalation der Ringe A, B, C, deren Geschwindigkeitskonstanten in Kapitel 2.2.3. angegeben sind. Das Zusammenwirken von elektrostatischer Interaktion, Wasserstoffbrücken und Stakkingenergie erklärt die größeren Affinitäten gegenüber den 7-Desoxyanthrazyklinonen und innerhalb der Reihe [22].

Tautomeren der Hydrochinone

Die langsame Tautomerisation kann sich gegenüber der schnellen Reoxydation mittels O_2 nur in anaerobem Gewebe eines großen Tumors auswirken. Dabei wird weniger Wasserstoffperoxyd gebildet, da Oxanthron vergleichsweise inert ist.

Ausnahmeweg des 5-Iminodaunomycins

Beim 5-IMM ergeben — im Gegensatz zur Stammsubstanz — Elektrooxydation und chemische Oxydation unterschiedliche Endprodukte, wobei in letzterem Fall NH_3 abgespalten wird. Dafür ist dabei kaum H_2O_2 polarographisch nachweisbar. Dieses unerwartete Ergebnis trägt zur Erklärung der viermal niedrigeren Kardiotoxizität [23] des 5-IMM gegenüber DAM bei.
Daher erscheint das semisynthetisch ausgerichtete „5-Imino Konzept" einen hoffnungsvollen Weg zu eröffnen zur Verminderung der Kardiotoxizität.

Bildung von Radikalen und von Wasserstoffperoxyd

Alle Hydrochinone bilden mit Sauerstoff über $\dot{O}_2^-$ und $\dot{O}H$ Radikale schließlich Wasserstoffperoxyd, und zwar um so schneller je negativer das Halbstufenpotential liegt. Diese Radikale können neben Membranschäden [24] auch Strangbrüche der DNA verursachen und werden daher verantwortlich für eine gewisse Kanzerogenität gemacht [25]. Das ist ein weiterer Grund, weshalb weltweit Bestrebungen im Gange sind, in der „zweiten Generation" der Anthrazykline ihre Nebenwirkungen herabzusetzen. Noch auf zwei weitere Radikale muß hingewiesen werden: das Semichinon und das C-7 Radikal, welches mit Ausnahme beim ACM-A zu Anthrazyklinon weiterreduziert wird. Beide behindern die Funktionen von DNA und Enzyme durch kovalente Bindung [26]. Diese schnelle Dimerisation am C-7 bei ACM-A mag ein Beitrag zu seinen günstigen therapeutischen Eigenschaften sein.
Aus diesen elektrochemischen Modellen wird deutlich, daß aus derartigen in vitro Studien nützliche Unterscheidungsmöglichkeiten und Synthesehinweise resultieren.

Reduktion durch Krebszellen

Bei niedrigen Anthrazyklinkonzentrationen (10^{-6} M) ist ihre cytotoxische und antibakterielle Wirksamkeit zu vernachlässigen. Unter diesen Bedingungen lassen sich Reduktionsgeschwindigkeiten durch Krebszellen oder Mikroorganismen in Abhängigkeit von den Halbstufenpotentialen verfolgen, wie Abbildung 42 für L 1210 Zellen mit DAM, ADM und ACM-A zeigt. ACM-A wird wegen seines nicht so negativen Halbstufenpotentials am schnellsten hydriert.

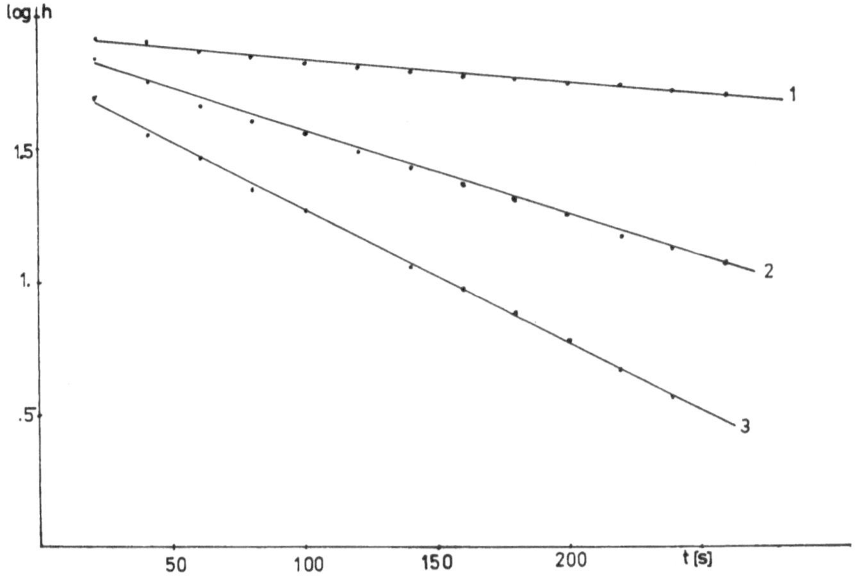

Abb. 42. Reduktion von Anthrazyklinen ($5 \cdot 10^{-6}$ M, in Phosphatpuffer pH 7, 37 °C) durch L 1210 Zellen (logarithmische Darstellung der Stufenhöhe) 1) DAM, 2) ADM, 3) ACM-A.

Tabelle 19

Halbstufenpotentiale der Reduktionsstufen der Chinongruppe (Phosphatpuffer pH 7; 40% Äthanol)

$-U_{1/2}$ mV (NCE)	
840	**Carminomycin**
760	**Iremycin**, Cinerubin
750	**β-Rhodomycin I**
740	**5-Iminodaunomycin**
730	Musettamycin, 4-demethoxydaunomycin
700	**Daunomycin**, **Adriamycin**, **β-Rhodomycin II**
680	4′-deoxy-adriamycin
680	4′-epi-adriamycin
660	Marcellomycin, N-Dibenzyldaunomycin
610	**Aclacinomycin A**, MA 144-S1
570	Steffimycin
470	Nogalamycin

ACM und DAM werden demzufolge langsamer reduziert, jedoch trotz gleichen Halbstufenpotentials (vgl. Tab. 19) mit unterschiedlicher Geschwindigkeit. Das ist ein neuer Beweis für ihr bekanntes unterschiedliches pharmakokinetisches Verhalten, z. B. ihre Membranpenetration betreffend. Normalerweise sollten sich die Reduktionsgeschwindigkeiten der Wasserstoffakzeptoren gemäß ihren Halbstufenpotentialen nach einer freien Energie Relation verhalten [27]. Abweichungen davon deuten auf besagte Unterschiede in den Reaktionsbedingungen am Enzymort hin.

5.2.5. Schlußfolgerungen

Das elektrochemische Verhalten der studierten Anthrazykline zeigt eine überraschende Korrespondenz zu enzymatischen Reduktionen. Um therapeutisch günstigere Derivate herzustellen, sollten folgende Resultate aus polarographischen Untersuchungen beachtet werden:

1. Die Zuckerabspaltung müßte wie beim Aklazinomycin-A mit der Dimerisation des Chromophors gekoppelt sein.
2. An C-11 sollte die OH Gruppe abwesend sein, wodurch — wegen Wegfalls einer Wasserstoffbrücke — ein positiviertes Halbstufenpotential resultiert. Das entsprechende Semichinon kann dadurch leichter auf den Elektronentransport (Atmungskette) einwirken.
3. Die Peroxidbildung sollte vermindert werden nach dem „5-Iminoprinzip" unter NH_3-Abspaltung vom C-5.
4. Die Peroxidbildung läßt sich weiterhin vermindern durch Erhöhung der Tautomerisierungsgeschwindigkeit, da das entstehende Oxanthron nicht mit O_2 reagiert.
5. Die negativere polarographisch aktive Gruppe an C-9: —COCHOH erhöht gegenüber $-COCH_3$ die Bindungsaffinität. Ihre Einführung beim Aklazinomycin-A könnte selbst dort Verbesserungen erbringen, abgesehen von der gleichzeitigen Anwendung des 5-Iminoprinzips.
6. Auf pharmakokinetische Unterschiede lassen sich Rückschlüsse ziehen aus markanten Abweichungen von der linearen freien Energierelation bei der Reduktion durch Mikroorganismen und Krebszellen.

Selbstverständlich gibt es noch weitere Vorstellungen aus anderen physikochemischen Daten zur Optimierung der „zweiten Generation" [1, 28]. Die Polarographie hat sich als eine schnelle in vitro Methode zur Testung neuer Derivate erwiesen [29].

Literatur

[1] BERG, H., JACOB, H.-E. (Eds.): Proceedings of the X Jena Symposium: Molecularbiological Mechanisms of Antitumor Antibiotic Actions (1984), studia biophysica **104** (1984)

[2] Anthracyclines — Current Status and Future Developments. Eds. G. MATHE, R. MARAL, R. JAGER. Masson Publ. Inc. 1983, USA

[3] KOMIYAMA, T., OKI, T., und IRMI, T.: J. Antibiotics (Japan) **32** (1979), 1219

[4] BERG, H., G., LUTHARDT, U. and IHN, W.: Bioelectrochem. Bioenerg. 8 (1981), 537

[5] BERG, H., HORN, G., und IHN, W.: J. Antibiotics (Japan) **35** (1982), 800

[6] TRESSELT, D., IHN, W., HORN, G., und BERG, H.: Die Pharmazie **39** (1984), 417

[7] BERG, H., und ECKHARDT, K.: Z. Naturforsch., Teil B **25** (1979), 362

[8] RAO, G., LOWN, J., und PLAMBECK, J.: J. Electrochem. Soc. **124** (1977), 195; **125** (1978), 534

[9] MALATESTA, V., PENCO, S., SACCHI, N., VALENTINI, L., VIGEVANI, A., und ARCAMONE, F.: Can. J. Chem. **62** (1984), 2845

[10] CHATEAU-GOSSELIN, M., VIRE, J. und PATRIARCHE, G.: Microchimica Acta (Wien) III (1983), 457

[11] BERG, H., und GOLLMICK, F. A.: III. Jena Symp. (1965) Abxtract und Proceedings des Symposiums, Akademie Verlag Berlin (1966), 533

[12] CALENDI, E., DIMARCO, A., REGGIANI, M., SCARPINATO, B., und VALENTINI, L.: Biochim. Biophys. Acta **103** (1965), 25

[13] TONG, G., HENRY, und ACTON, E.: J. med. Chem. **22** (1979), 36

[14] BERG, H., und KRAMARCZYK, K.: Talanta **12** (1965), 1127

[15] KLEYER, D., und KOCH, T.: J. Am. Chem. Soc. **105** (1983), 2504

[16] CHANEY, E., und BALDWIN, R.: Analyt. Chem. **54** (1982), 2556

[17] LOWN, J., SIM, S., MAGUNDAR, K., und CHANG, R.: BBRC **76** (1977), 705

[18] FELSTED, R., GEE, M., und BACHUR, N.: J. Biol. Chem. **249** (1974), 3672

[19] OKI, T., TAKEUCHI, T., OKA, S., und UMEZAWA, H.: in Recent Results in Cancer Research Vol. **76** (1981), 21. S. CARTER, Y. SAKURAI, H. UMEZAWA, Eds., Springer

[20] KATENKAMP, U., STUTTER, E., PETRI, I., GOLLMICK, F. A., und BERG, H.: J. Antibiotics (Japan) **36** (1983), 1222

[21] PLAMBECK, J., und LOWN, J.: J. Electrochem. Soc. **131** (1984), 2556

[22] POHLE, W., und FLEMMING, J., J. Biomol. Struct. Dynam. 4 (1986) 243

[23] JOHNSTON, J., ZWEILING, L., KERRIGAN, D., LLOYD, L., und GLAZER, R.: Biochem. Pharmacol. **32** (1983), 2355

[24] DOROSHOW, H., und REEVES, J.: Biochem. Pharmacol. **30** (1980), 259

[25] WARING, M.: Ann. Rev. Biochem. **50** (1981), 159

[26] SINHA, B., und GREGORY, I.: Biochem. Pharmacol. **30** (1981), 2626

[27] WAGNER, H.: in Die Polarographie in der Chemotherapie, Biochemie und Biologie. I. Jena Sympt., Sept. 1962, Akademie-Verlag Berlin, 1964

[28] AUBEL-SADRON, G., und LONDOS-GAGLIARDI, D.: Biochimie **66** (1984), 333

[29] BERG, H., HORN, G., JACOB, H.-E., FIEDLER, U., LUTHARDT, U., TRESSELT, D., Bioelektrochem. Bioenerg. **16** (1986) 135

[30] LAP, V., PLIQUETT, F., KATENKAMP, U., Bioelectrochem. Bioenerg. **17** (1987) 81

ZUSAMMENFASSUNG

In fünf Kapiteln wird vorwiegend über eigene Beiträge zur Erforschung physikochemischer Eigenschaften und Antitumormechanismen von Anthrazyklinen berichtet. Einleitend wird die Bedeutung der Anthrazykline für die Krebstherapie hervorgehoben, wobei das in Japan entwickelte Aklazinomycin-A mit seinen hervorragenden Applikationseigenschaften z. Z. eine Spitzenstellung hält. Dabei wird auf die Vielfalt der Wirkungsmechanismen hingewiesen, von denen einige unter vereinfachten in vitro Bedingungen in der Abteilung Biophysikochemie studiert wurden.

Kapitel 1 berichtet über Isolierungen und Strukturaufklärungen mittels spektroskopischer Methoden, ein Dutzend Anthrazykline und Anthrazyklinone aus dem ZIMET betreffend. Bemerkenswert darunter sind das Iremycin mit dem basischen Zucker an C-10 und das β-Rhodomycin II mit je einem an C-10 und C-7. Einige Derivate davon sind — gemeinsam mit international bekannten wie Daunomycin, Adriamycin, Carminomycin, 5-Imino-daunomycin und Aklazinomycin-A — in den folgenden Kapiteln eingehender untersucht worden.

Kapitel 2 behandelt die Interaktionen mit DNA, und zwar beginnend mit dem theoretischen Teil über Planung und Versuchsauswertung (2.1.). Hierin werden Varianten für die Berechnungen der jeweiligen Meßergebnisse erläutert und ein umfassendes Programmsystem vorgestellt. Damit erfolgt im Meßteil (2.2.) die Berechnung der Eigenassoziation der Liganden und der Daten für die Einmechanismusbindung, wie kooperative Bindungskonstanten, Kooperativitätsfaktoren, Bindungsgrößen, sowie die aus Temperatursprungexperimenten ermittelten Assoziations- und Dissoziationsgeschwindigkeitskonstanten. Letztere zeigen eine reziproke Beziehung (Verweilzeiten im interkalierten Zustand) zu den Gleichgewichtskonstanten.

Interaktionen mit zwei Bindungsmechanismen wurden bei Komplexen von Carminomycin und 5-Iminodaunomycin mit DNA errechnet, wobei es sich beim zweiten Bindungsmechanismus um die Außenbindung von Assoziaten handeln dürfte. Der Einfluß von Polyäthylenglykol auf die Bindungskonstante ist stetig trotz sprunghafter Kompaktisierung der DNA $> 16\%$ PEG.

Kapitel 3 trägt zur Aufklärung von Strukturen einiger Anthrazyklin-DNA Komplexe bei auf Grund von Messungen — teilweise unter speziellen Bedingungen (DNA-Filme, Fasern etc.) — Infrarotlineardichroismus, Röntgenbeugung, Elektrodichroismus und Viskosität. Sterische Anordnungen der Chromophore zur Helixachse und von Wasserstoffbrücken der C-9 Seitenkette zum Zucker-Phosphatstrang werden neben Verlängerung, Versteifung und Knickung der Doppelhelix bestimmt. Hieraus ergeben sich Rückschlüsse auf sterische Hinderungen enzymatischer Ablesefunktionen an der DNA.

Die Analyse der Bindungsdaten wird im Kapitel 4 erweitert auf Nukleosomen und Oligonukleosomen mit dem Ergebnis, daß die Bindungskonstanten gegenüber denen mit DNA zwar abnehmen, jedoch die Reihenfolge erhalten bleibt. Obwohl die Konkurrenz mit dem Protein um die Bindungsplätze an der DNA auch sukzessive Umorientierungen der Nukleoproteine zur Folge hat, wird letztlich das Geschehen durch die thermodynamischen Potentiale bestimmt.

Kapitel 5 betont den Einfluß der Membranpenetration einerseits und die Rolle der metabolischen Inaktivierungsreaktionen andererseits. Die Membranpermeabilität (mit allen zugehörigen Nebenprozessen) regelt die lokale Konzentration am genetischen Material und eben diese ist für Vergleiche der Effektivität verschiedener Anthrazykline maßgebend.

Die polarographische Modellierung des reduktiven Abbaus zeigt eine überraschende Übereinstimmung mit der enzymatischen. Es lassen sich mit modernen polarographischen Varianten folgende Prozesse auslösen und verfolgen: die Zuckerabspaltung in Abhängigkeit von Position C-7 oder (und) C-10, sowie ihre relative Geschwindigkeit, die Radikaldimerisierung am C-7, die Semichinonbildung, die Tautomerisierung des Hydrochinons, die Adsorption der Anthrazyklinone, die Wasserstoffperoxidgenerierung, die Umlagerung eines halbsynthetischen Chromophors in ein Naphthacenchinon etc. Obzwar mehr neue Fragen dabei aufgetaucht sind, als alte gelöst werden konnten, lassen sich bereits physikochemische Ansätze erkennen, die sowohl für die Analyse der Pharmakokinetik brauchbar sind, als auch für die Präzisierung von Konzeptionen zur Semisynthese von verbesserten Derivaten der 2. Generationen konkrete Hinweise geben, z. B.:

— die Löslichkeiten und die Geschwindigkeit der Membranpermeation,
— die Stabilität in bestimmten Lösungsmedien,
— die Geschwindigkeit der Zuckerabspaltung,
— das Ausmaß der Peroxidgenerierung,
— das „5-Iminoprinzip“,
— die Funktionen der OH-Gruppen,
— die Tautomerisierungsgeschwindigkeit der Hydrochinone,
— die Photostabilität,

– die Bindungsaffinität an Biopolymeren nebst Lokalisierung der Bindungskräfte,
– die Verweilzeiten an der DNA etc.

In Anbetracht der zahlreichen Targets (s. Tab. 1) der Anthrazykline im Organismus vermögen die vorgestellten Ergebnisse der physikochemischen in vitro Messungen bisher wenige Arbeitshypothesen zur Deutung ihrer komplexen Wirkungen zu geben. Abschließend sollen resultierende Zielrichtungen der weiteren Arbeit in Tabelle 20 für die derzeitige Spitzensubstanz Aklazinomycin-A vorgestellt werden.

Tabelle 20

Aklazinomycin, biologische Wirkungen und physikochemische Eigenschaften

Biologische Wirkungen	Physikochemische Eigenschaften gegenüber Adriamycin	Arbeitshypothesen
– Inhibierung der Synthesen von RNA > DNA – Geringe Mutagenität	Stärkste Bindungsaffinität zu DNA mit längster Verweildauer, Größter Bindungsplatz, Clusterbildung infolge Kooperativität	Die daraus resultierende besondere Bindungsstruktur verursacht die höchste Differenzierung in der Hemmung zwischen Polymerase und Replikase
– Verminderte Kardiotoxizität	Positivstes Redoxpotential (schnellere Reduktion – langsamere Oxidation um mehr als zwei Zehnerpotenzen)	Erhöhte Störung der Elektronentransportkette (Elektronenfänger). Verminderte Bildungsgeschwindigkeit von Peroxid.
– Abtötung von gegen Adriamycin resistenten Zellen	Schnellere Membranpermeation, Reduktive Dimerisation	Erhöhte Konzentration im Zellinneren. Behinderung der aktiven Ausscheidung des Dimeren
– Keine Immunsuppression	–	–
– Hohe antileukämische Aktivität ($\sim$ 65% Remission)	–	–

In Kombinationstherapie ist ACM vornehmlich gegen Leukämien erfolgreich bei verminderten toxischen Nebenwirkungen. Die Strukturelemente des Aklazinomycins und seine physikochemischen Eigenschaften lassen erkennen, welche Wege bei der chemischen Synthese einerseits und der Mutantenkombination andererseits zu beschreiten sind, um noch günstigere Derivate für die Krebstherapie verfügbar zu machen.

Für gewissenhafte Messungen und Auswertungen danken wir den Mitarbeitern:

H. Bär, E. Bauer, U. Fiedler, J. Flemming, D. Geller, G. Horn, H.-E. Jacob, U. Katenkamp, U. Luthardt, I. Petri, M. Richter.

Für förderndes Interesse und nützliche Hinweise danken wir den Herren

F. Bergter, K. Eckhardt, U. Gräfe, G. Löber
aus dem ZIMET, sowie
Yu. Evdokimov (Moskau), R. Glazer (Bethesda), T. Räim (Tallin), S. Sakura (Fukuyama), I. Salganik (Moskau), H. Umezawa (Tokyo).

Summary

Mainly the results of the Department of Biophysical Chemistry on physical-chemical properties and mechanisms of antitumor actions are described within five chapters.

Chapter 1 deals with isolations and the investigation of structures of anthracyclines from our Institute especially by spectroscopic methods. Of considerable interest are iremycin with one basic sugar residue at C-10 position on the one hand and the β-rhodomycin II (and also α-aclarubicin II) with basic sugars at C-10 and C-7 positions on the other.

Chapter 2 contains quantitative data for the interaction of a series of anthracyclines — including the well known daunomycin, adriamycin, carminomycin, aclacinomycin-A, and 5-iminodaunomycin — with CT-DNA (ionic strength 0,2) for one binding mechanism (intercalation in the most cases). Some models and data fitting by some programs are illustrated leading to association constants, cooperative binding constants, cooperativity factors, and binding sites in terms of base pairs.

Using the temperature jump technique the binding kinetics was investigated with the result that the dissociation rate constants are responsible above all for the quantities of the binding constants.

Binding constants decrease with increasing ionic strength and concentration of polyethylene glycol continously.

Table 20

Aclacinomycin, biological effects and physical-chemical properties

Biological Effects	Physical-chemical properties in comparison to adriamycin	Working Hypotheses
– Inhibition of syntheses of RNA > DNA – Low mutagenicity	Strongest binding affinity to DNA and longest stay time. Largest binding place. Clusterformation due to cooperativity	The resulting binding topology causes the highest differences of inhibition between the activity of polymerase and replicase
– Decreased cardiotoxicity	Most positive redox potential (faster reduction and slower oxidation)	Increased disturbance of the electron transport chain (electron scavenger) Decreased generation rate of hydrogen peroxid
– Killing of cancer cells resistant against adriamycin	Faster membrane permeation. Reductive Dimerization	Increased concentration inside the cell. Inhibition of release of the bulky dimer
– No immunsuppression	–	–
– High antileukemic activity (∼ 65% remission)	–	–

Chapter 3 gives some structural data for anthracycline-DNA complexes measured by infrared linear dichroism, X-ray diffraction, electrodichroism, and viscosity not only in solution but also in DNA films:

- sterical position of the intercalated chromophore to the helix axis,
- hydrogen bridges especially for adriamycin from the C-14 OH-group to the phosphate,
- elongation, stiffening and kinking of the double helix.

From such a topological model some conclusions can be drawn with respect to the hindrance of enzymes working at the DNA.

Chapter 4 presents the binding behaviour for anthracyclines at DNA covered with histone H 1, at nucleosomes and oligosomes with the general result: the binding constants decrease, however, their sequence for the derivatives remains the same in spite of some reorientation of the proteins. That shows the strong determination of the process by the free energy of interaction.

Chapter 5 stresses the selectivity of membrane permeation and the modelling of reductive metabolic changes by electrochemical reactions. The polarographic behaviour corresponds to the enzymatic processes in the following reactions:

- the deglycosidation during the reduction pathway of the quinone group in dependence of the position C-7 or (and) C-10
- the radical dimerisation at C-7
- the dismutation equilibrium of the semiquinone
- the slow tautomerization of the hydroquinone to oxanthrone in the absence of oxygen
- the fast generation of hydrogen peroxide by oxidation of the hydroquinone
- the transition of the reduced 5-iminodaunomycin to a naphthacenquinone by oxidation with oxygen.

Summarizing all results presented chemical measurements can give a lot of hints for further efforts to get more favourable antitumor substances in the near future. The main aspects are shown in table 20 in relation to biological and medical effects of aclacinomycin-A.

Anhang:

- Das deutlichste Beispiel für die Beziehung zwischen Bindungskonstante und kanzerostatischer Aktivität bilden die Stereoisomeren des 4-Demethoxydaunomycin(-rubicin, IMI 30 von Farmitalia, Milano), und zwar zeigt die wirksame Form 7S, 9S eine starke Affinität zur DNA, während die unwirksame (7R, 9R) kaum bindet: VALENTINI, L., NICOLELLA, V., VANNINI, E., MENOZZI, M., PENCO, S. und ARCAMONE, F.: IL Farmaco 40 (1985), 377. Dieser Tatbestand wurde mit Hilfe der in Kapitel 2 erwähnten Modelle differenziert (F. A. GOLLMICK und E. STUTTER unveröffentlicht).
- Strukturelle Vielfalt und Funktionen der Anthrazykline werden in jüngsten Übersichten deutlich: STRAUSS, D.: Die Parmazie 42 (1987), 289, LOWN, J. W. (Ed.): Anthracycline and Anthracycline-based Anticancer Agents, Elsevier Publ. Comp. (1988).

  Danach sind die therapeutischen Potenzen dieser Substanzklasse bei weitem noch nicht ausgeschöpft.

SITZUNGSBERICHTE DER SÄCHSISCHEN AKADEMIE DER WISSENSCHAFTEN ZU LEIPZIG

MATHEMATISCH-NATURWISSENSCHAFTLICHE KLASSE

Band 112

Heft 1 Prof. Dr. WALTER BREDNOW, Spiegel, Doppelspiegel und Spiegelungen – eine „wunderliche Symbolik" Goethes 1975. 28 Seiten – 4 Abbildungen – 8° – M 3,–

Heft 2 Prof. Dr. ARTHUR LÖSCHE, Über negative absolute Temperaturen. Eine Einführung 1976. 26 Seiten – 12 Abbildungen – 8° – M 4,–

Heft 3 Prof. Dr. med. HERBERT JORDAN, Kurorttherapie: Prinzip und Probleme 1976. 31 Seiten – 10 Abbildungen – 1 Tabelle – 8° – M 4,50

Heft 4 Prof. Dr. FRIEDRICH WOLF / Dr. PETER FRÖHLICH, Zur Druckabhängigkeit von Ionenaustauschreaktionen 1977. 13 Seiten – 6 Abbildungen – 1 Tabelle – 8° – M 2,–

Heft 5 Prof. Dr. DIETRICH UHLMANN, Möglichkeiten und Grenzen einer Regenerierung geschädigter Ökosysteme 1977. 50 Seiten – 20 Abbildungen – 2 Tabellen – 8° – M 6,50

Heft 6 Prof. Dr. ERICH RAMMLER, Zwei Jahrzehnte Entwicklung des Einsatzes der Energieträger Kohle und Erdöl im Weltmaßstab 1977. 29 Seiten – 6 Abbildungen – 4 Tabellen – 8° – M 4,–

Heft 7 Prof. Dr. ULRICH FREIMUTH, Umweltprobleme in der Ernährung 1977. 32 Seiten – 3 Abbildungen – 4 Tabellen – 8° – M 4,–

Band 113

Heft 1 Prof. Dr. ERICH LANGE, Allgemeingültige Veranschaulichung des II. Hauptsatzes 1978. 22 Seiten – 10 grafische Darstellungen – 8° – M 4,–

Heft 2 Prof. Dr. HERBERT BECKERT, Bemerkungen zur Theorie der Stabilität 1977. 19 Seiten – 8° – M 2,50

Heft 3 Prof. Dr. sc. KLAUS DÖRTER, Probleme und Erfahrungen bei der Entwicklung einer intensiven landwirtschaftlichen Produktion im Landschaftsschutzgebiet des Harzes 1978. 20 Seiten – 6 Abbildungen, davon 4 farbige auf 2 Tafeln – 2 Tabellen – 8° – M 7,–

Heft 4 Prof. Dr. sc. med. HANS DRISCHEL, Elektromagnetische Felder und Lebewesen 1978. 31 Seiten – 14 Abbildungen – 2 Tabellen – 8° – M 5,–

Heft 5 Prof. Dr. MANFRED GERSCH, Wachstum und Wachstumsregulatoren der Krebse. Biologische Erkenntnisse und generelle Erwägungen 1979. 32 Seiten – 13 Abbildungen – 1 Tabelle – 8° – M 6,–

Heft 6 Prof. Dr. rer. nat. FRIEDRICH WOLF / Dr. rer. nat. URSULA KOCH, Über den Einfluß der chemischen Struktur von Dispersionsfarbstoffen auf deren Dispersionsstabilität 1979. 18 Seiten – 3 Abbildungen – 10 Tabellen – 8° – M 3,50

Heft 7 Prof. Dr. rer. nat. FRIEDRICH WOLF / Dr. rer. nat. WOLFGANG HEYER, Zur Sorption an Tetracalciumaluminathydroxysalzen 1980. 12 Seiten – 5 Abbildungen – 4 Tabellen – 8° – M 2,–

Band 114

Heft 1 Prof. Dr. HASSO ESSBACH, Morphologisches zur orthologischen und pathologischen Differenzierung und zum Anpassungs- und Abwehrvermögen der menschlichen Placenta 1980. 19 Seiten – 12 Abbildungen – 8° – M 4,–

Heft 2 Prof. Dr. med. WERNER RIES, Risikofaktoren des Alterns aus klinischer Sicht 1980. 19 Seiten – 9 Abbildungen, davon 1 Abbildung auf Tafel – 8° – M 4,–

Heft 3 Prof. Dr. OTT-HEINRICH KELLER, Anschaulichkeit und Eleganz beim Alexanderschen Dualitätssatz 1980. 19 Seiten – 8° – M 4,–

Heft 4 Prof. Dr. rer. nat. BENNO PARTHIER, Die cytologische Symbiose am Beispiel der Biogenese von Zellorganellen 1981. 29 Seiten – 16 Abbildungen – 2 Tabellen – 8° – M 6,–

Heft 5 Prof. Dr. F. WOLF / Dr. S. ECKERT / Dr. M. WEISE / Dr. S. LINDAU, Untersuchungen zur Synthese und Anwendung bipolarer Ionenaustauschharze 1980. 12 Seiten – 6 Tabellen – 8° – M 2,–

Heft 6 Prof. Dr. med. HERBERT JORDAN, Balneobioklimatologie – Eine Zielstellung im Mensch-Umwelt-Konzept 1981. 25 Seiten – 8 Abbildungen – 1 Tabelle – 8° – M 4,–

Band 115

Heft 1 Prof. Dr. rer. nat. HERMANN BERG, Wilhelm Ostwald – Erkenntnisse über die Biosphäre
1981. 36 Seiten – 7 Abbildungen – 3 Tabellen – 8° – M 6,–

Heft 2 Prof. Dr. sc. KLAUS DÖRTER, Aphorismen zur Qualität des Bewässerungswassers
1981. 31 Seiten – 11 Abbildungen – 11 Tabellen – 8° – M 6,–

Heft 3 Prof. Dr. Ing. Dr. rer. nat. h. c. PAUL GÖRLICH, Die geschichtliche Entwicklung des wissenschaftlichen Gerätebaus und seine zukünftige Bedeutung 1981. 36 Seiten – 8° – M 6,–

Heft 4 Prof. Dr. WOLFGANG BUCHHEIM, Albert Einstein als Wegbereiter nachklassischer Physik
1981. 29 Seiten – 8° – M 4,–

Heft 5 Prof. Dr.-Ing. HERBERT KRUG, Die Technologie der Brikettierung von Weichbraunkohle im Lichte der Verfahrenstechnik und der besseren Nutzung dieses Energieträgers
1982. 20 Seiten – 13 Abbildungen – 8° – M 3,–

Heft 6 Prof. Dr. ERNST NEEF, Der Verlust der Anschaulichkeit in der Geographie und das Problem der Kulturlandschaft 1981. 34 Seiten – 8° – M 5,–

Band 116

Heft 1 Prof. Dr. WERNER RIES, Studien zum biologischen Alter
1982. 27 Seiten – 10 Abbildungen – 8° – M 4,–

Heft 2 Prof. Dr. RUDOLF SACHSENWEGER, Augenunabhängige optosensorische Wahrnehmungsformen
1983. 19 Seiten – 8° – M 4,–

Heft 3 Prof. Dr. HANS-GEORG SCHÖPF, Die Griechen und die Natur 1983. 62 Seiten – 8° – M 8,–

Heft 4 Prof. Dr. Ing. JÁN BENETIN, Mathematisches Modell für das Wachstum von landwirtschaftlichen Kulturen und seine Verwertung in der quantitativen Beurteilung des Bewässerungseffektes auf die Steigerung der Ernteerträge 1983. 36 Seiten – 18 Abbildungen – 3 Tabellen – 8° – M 6,–

Heft 5 Prof. Dr. HANS DRISCHEL †, Neues über die Pupille
1983. 30 Seiten – 26 Abbildungen – 8° – M 4,–

Heft 6 Prof. Dr. BENNO PARTHIER, Der Beitrag der Molekularbiologie zur Evolutionserkenntnis
1983. 41 Seiten – 19 Abbildungen – 2 Tabellen – 8° – M 6,–

Heft 7 Prof. Dr. ADOLF WATZNAUER, Die Rolle des Radons (Isotop ^{222}Rn) als Umweltfaktor – eine Übersicht
1983. 34 Seiten – 3 Abbildungen – 4 Tabellen – 8° – M 5,–

Band 117

Heft 1 Prof. Dr. sc. KLAUS DÖRTER, Einige Aspekte zum landeskulturellen Nutzen des Meliorationswesens
1984. 31 Seiten – 10 Abbildungen – 11 Tabellen – 8° – M 8,–

Heft 2 Prof. Dr. HERBERT BECKERT, Nichtlineare Elastizitätstheorie 1984. 58 Seiten – 8° – M 8,–

Heft 3 Prof. Dr. HERBERT JORDAN, Zur funktionellen Normalität des Menschen
1984. 29 Seiten – 15 Abbildungen – 1 Tabelle – 8° – M 4,–

Heft 4 Dr. ARND BERNHARDT / KLAUS-DIETER JÄGER / KARL MANNSFELD / INGE HARTSCH, Beiträge zum Problemkreis des Landschaftswandels
1985. 101 Seiten – 3 Abbildungen – 5 Tabellen – 2 Übersichten – 8° – M 14,–

Heft 5 Prof. Dr. OTT-HEINRICH KELLER, Das Zählen als angeborene Verhaltensweise
1984. 36 Seiten – 11 Abbildungen – 8° – M 6,–

Heft 6 Prof. Dr. WOLFGANG BUCHHEIM, Komplementarität nach Niels Bohr – physikgeschichtliche Episode oder universale Kategorie von Ergänzung? 1984. 30 Seiten – 3 Tabellen – 8° – M 4,–

Heft 7 Prof. Dr. BENNO PARTHIER, Gene, Gentechnik, Genmanipulation
1984. 28 Seiten – 7 Abbildungen – 8° – M 4,–

Band 118

Heft 1 Prof. Dr. HANS JÜRGEN RÖSLER, Geowissenschaften und Geochemie
1985. 24 Seiten – 11 Abbildungen – 8° – M 4,–

Heft 2 Prof. Dr. HERBERT BECKERT, Axiomatik – Mathematik und Erfahrung
1985. 19 Seiten – 8° – M 3,–

Heft 3 Prof. Dr. HERMANN BERG, Zellfusion, Transformation und Pharmakainkorporation durch Elektrostimulation 1985. 27 Seiten – 15 Abbildungen – 8° – M 4,–

Heft 4 Prof. Dr. N. Joachim Lehmann, Die analytische Maschine, Grundlagen einer Computer-Analytik
1985. 64 Seiten – 5 Abbildungen – 8° – M 8,–

Heft 5 Prof. Dr. Dietrich Uhlmann, Die anthropogene Eutrophierung der Gewässer – Ein umkehrbarer Prozeß?
1985. 32 Seiten – 16 Abbildungen – 8° – M 4,–

Heft 6 Prof. Dr. Friedrich Wolf, Dr. Magdalena Weise, Der Sirotherm-Prozeß – Ein Verfahren zur rationellen Wasserentsalzung
1986. 31 Seiten – 12 Abbildungen – 7 Tabellen – 8° – M 4,–

Heft 7 Dr. sc. Ruth Zwicker / Dr. sc. Herbert Führer / Gerhard Plötner / Prof. Dr. med. Herbert Jordan, Prof. Dr. Wolfgang Buchheim, Modellversuche zum Vervoreffekt nach V. VOUK unter biophysikalischen Gesichtspunkten
1986. 52 Seiten – 14 Abbildungen – 11 Tabellen – 8° – M 7,–

Band 119

Heft 1 Prof. Dr. Werner Ries, Methoden und Erkenntnisse der Alternsforschung
1986. 31 Seiten – 20 Abbildungen – 8° – M 4,–

Heft 2 Prof. Dr. Heinz Penzlin, Die Erscheinung des Lebendigen in unserer Welt
1986. 91 Seiten – 10 Abbildungen – 3 Tabellen – 8° – M 12,–

Heft 3 Prof. Dr. Hans-Heinz Emons, Dr. sc. phil. Dr. rer. nat. Hans-Henning Walter, Historische Entwicklung und zukünftige Tendenzen der Siedesalz-Produktion unter besonderer Berücksichtigung der ehemaligen Salinen im sächsisch-thüringischen Raum
1986. 42 Seiten – 19 Abbildungen – 4 Tabellen – 8° – M 6,–

Heft 4 Prof. Dr. Herbert Jordan, „Basimetry“: Ansätze einer chronotherapeutischen Urteilsbildung
1987. 31 Seiten – 16 Abbildungen – 1 Tabelle – 8° – M 4,–

Heft 5 Dr. sc. Harald Hilbig, Existenzsätze für einige Totwasserprobleme der Hydrodynamik
1987. 101 Seiten – 21 Abbildungen – 8° – M 14,–

Heft 6 Dr. Matthias Sachsenweger, Dr. Ulrich Sachsenweger, Das Raumsehen bei bewegten Objekten auf der Basis der dynamischen Stereoskopie und der Bewegungsparallaktoskopie sowie seine Bedeutung für Arbeits- und Verkehrsmedizin *In Vorbereitung*

Band 120

Heft 1 Prof. Dr. Hermann Berg u. a.: Kanzerostatische Anthrazykline, physikochemische Eigenschaften und Wirkungsmechanismen *Vorliegendes Heft*

Heft 2 Prof. Dr. Artur Lösche, Der Kernspin: Von der Hypothese zum modernen Analysenwerkzeug. (Eine beinahe geschichtliche Betrachtung um der Sache willen) *In Vorbereitung*

Heft 3 Prof. Dr. Dr. h. c. Joachim Scharf, Anfänge von systematischer Anatomie und Teratologie im alten Babylon *In Vorbereitung*

Einzel- oder Fortsetzungsbestellungen durch eine Buchhandlung erbeten

Sitzungsberichte bis Band 108
durch das Zentralantiquariat der Deutschen Demokratischen Republik, Leipzig,
ab Band 109 durch die Universitätsbuchhandlung, 7010 Leipzig, zum Teil noch lieferbar

AKADEMIE-VERLAG BERLIN
DDR-1086 Berlin, Leipziger Straße 3–4

ISBN 3-05-500470-1
ISSN 0371-327X

FSC
www.fsc.org
MIX
Papier | Fördert
gute Waldnutzung
FSC® C083411

Zeitfracht Medien GmbH
Ferdinand-Jühlke-Straße 7
99095 Erfurt, Deutschland
produktsicherheit@kolibri360.de